妊産婦メンタルヘルスケアマニュアル

～産後ケアへの切れ目のない支援に向けて～

【編集】公益社団法人 日本産婦人科医会

中外医学社

巻頭言

本書は妊産婦の医療とケアに携わるすべての医療，保健，福祉，行政スタッフが協働して妊産婦のメンタルヘルスをより良くするための基本的な考え方と方法をまとめたものである．周産期は，女性にとっては母親としての第一歩を歩み始める時期であり，新たな家族の幸せが始まる時期でもある．しかしながら，児童虐待を疑う事例は年々増加し続けている．また，妊産婦のうつ病は，妊娠や出産に関連した身体疾患より発症頻度が高く，さらに自殺も重要な問題である．このような背景から本書は，妊産婦のメンタルヘルスについての理解を深め，一歩踏み込んだケアを実践するための内容となっている．

本書は2021年に日本産婦人科医会より発刊した「妊産婦メンタルヘルスケアマニュアル」の改訂版を書籍化したものである．第3章で，各職種がどのように妊産婦と関わっていくかについて解説し，それぞれの職種別に章立てすることで各役割を明確にした．産科スタッフのメンタルヘルス支援は，妊娠中からすべての女性を対象に始める．出産後に保健師が担ってきた産後の母子への援助は，妊娠中から関わっている産科スタッフとの連携を密にすることで，より有意義な貢献ができる．さらに，継続したサポートについては，子どもの長期予後を見据えた視点が必要である．そのことを踏まえ，心理，小児科，精神科スタッフの役割の重要性を明確に示した．今後，多領域連携による支援の幅が一層広がることを期待したい．

日本産婦人科医会では，MCMC（Mental Health Care for Mother & Child）母と子のメンタルヘルスケア研修会を開催してきた．本書の第4章で，この研修会の内容をご紹介している．内容は，入門編，基礎編，応用編に分けて解説されているので，読者の皆様の現在の知識や経験などに応じて，この新たな項を読み，研修会も受講していただきたい．さらに本書では，3つの質問票を使った妊産婦の支援について，新たにロールプレイの項目を設け，支援の実践を具体的に示している．また，MCMC研修会では，e-learningを取り入れているが，その内容も簡単にまとめて紹介されている．近年の自然災害や大規模な感染症の流行の影響を受けて，オンラインでの講習による知識と技術の習得が必要となってきた．本書はその教材としても役に立つ．

最後の章では，これまで通り，多領域連携の実際が記述されているが，今回は，さらに多くの地域の実践がご紹介できた．また，コラムの欄も新たに加えた．簡潔ながら幅広い情報や新たな知識が得られるので，ご一読いただきたい．

この度の画期的な改訂を通して，本書がすべての家族のウェルビーイングに貢献できることを祈念したい．

医療法人風のすずらん会
メンタルクリニックあいりす
院長　吉田　敬子

目　次

I 妊産婦メンタルヘルスの足跡

この度，産婦人科医，精神科医，小児科医，助産師，保健師，看護師等，周産期メンタルヘルスを担当する全ての関係者のための「妊産婦メンタルヘルスケアマニュアル」を発刊するにあたり，この領域の研究開始から今日に至るまでの発展の歴史につき，まず記録に留めておきたい．

妊婦と母親の心の状態に焦点を当てた精神医学・心理学の研究の開始は1960年頃からであり，今日までにすでに60年の歳月が過ぎたにもかかわらず，わが国の多くの産科医師にとって妊婦の心への関心の高まりは比較的最近のことである．

本格的な産後うつ病の研究は，1980年代に入りロンドン大学精神医学研究所のChanni Kumarを中心としたグループから始まり，各国の若手研究者たちのアクティブな活動から国際的にも重要な臨床の課題となっていった．中でも国を挙げてこの問題の重要性を認識した英国では，政策として周産期メンタルヘルスへの支援体制の構築を掲げ，今日では地域社会での各関係者の役割まで検討され，その仕組みはできあがっている．

一方，わが国の周産期メンタルヘルス研究人口は少なく，1990年代に入り産後うつ病のスクリーニング用紙であるエジンバラ産後うつ病質問票（Edinburgh Postnatal Depression Scale: EPDS）の日本語訳を作成した三重大学精神科の岡野禎治，上述のKumarの下へ留学した九州大学小児科から精神科に進んだ吉田敬子，そして，周産期メンタルヘルス領域で用いる様々な尺度の標準化研究を行っていた国立精神保健研究所の北村俊則等が，この領域のパイオニアとして研究・臨床のその後の展開を支えてきた．

産科領域においてわが国で初めて周産期メンタルヘルスに注目したのは，九州大学医学部婦人科学産科学教室教授の中野仁雄であった．厚生労働科学研究費による班研究の研究責任者であった中野は，2000年に「妊産褥婦および乳幼児のメンタルヘルスシステム作りに関する研究」を開始した．翌年のテーマ「産後うつ病の実態調査ならびに予防的介入のためのスタッフの教育研修活動」において，班員として産婦人科医と助産師以外に，吉田，岡野，北村らに崎尾英子という4名の精神科医を加え，周産期精神疾患に関する日本における多施設共同研究を初めて実施した．中野班のこの調査で，日本における産後3か月以内の大うつ病性エピソードの発生率が約5%であることが明らかとなった．

2000年前後のわが国の産科医療界は，脳性麻痺児や母体死亡による医療訴訟が多く，母児の身体的異常に対する診療内容の改善と医療体制作りに奔走していた時代であった．そのような時代背景もあって，残念なことに中野班で示された妊産婦メンタルヘルスの重要性は，周産期領域の医師には認識されることはなく全国的な展開には至らなかった．

しかし，この研究のリーダー的立場であった3名の精神科医の一人である吉田敬子は，その後，九州大学病院に「子どものこころの診療部」を設立し，教授として研究，臨床，専門領域の人材育成を踏まえた教育だけでなく，福岡市を中心に，妊婦や母と子の心のケアに関する地域貢献についても包括的な活動を行った．そして現在も福岡市の診療所で臨床を続ける傍ら，九州大学大学院の臨床教授として，後進の育成にあたっている．岡野禎治は自ら日本周産期メンタルヘルス研究会を立ち上げ，その後これを学会に昇格させて，初代会長としてこの領域の日本の学術研究の礎を作った．また北村俊則は熊本大学精神科教授を経て，現在は北村メンタルヘルス研究所を主宰し，自ら妊産婦の心のケアに当たっている．

この間，2010 年頃の日本産婦人科医会では「子ども虐待による死亡事例等の検証結果等について」の厚労省社会保障審議会報告で，0 歳児の生後 0 日での死亡事例が最も多く，その加害者は望まぬ妊娠をした実母であることが明らかとなったことから，産科診療所や病院に「妊娠等で悩んでいる妊婦の相談窓口」を置いてその予防対策を試みた．しかし，望まぬ妊娠をした女性は，診療所や病院を受診することはなく，自宅で出産する場合が最も多いだけにこの事業の転換が求められた．

実際に，当時から診療所や病院で妊婦健診を受けている妊婦の中には，望まぬ妊娠をはじめ，出産育児に不安を持っている，自分の親からネガティブな養育を受けてきた，うつ症状がある等，様々な悩みをもつ妊婦が増えていることから，妊婦健診の項目の一つとして妊婦の心の悩みのスクリーニングとその相談まで診療の幅を広げることが求められる時代になっていると考えられた．

しかし，最も危惧されたことは，妊産婦と接する多くの産婦人科医，助産師，看護師等にとっては，妊婦の精神的問題への対応は経験のないことであり，果たして妊婦に資する対応ができるのだろうかという問題であった．

そこで，2016 年以降，医会では母子保健部会の相良洋子，関沢明彦，鈴木俊治，星真一等が中心となって，まず妊婦の心のケアをするための基礎知識や技術を学ぶことから開始することとし，妊産婦メンタルヘルスケアの仕組み作りを福岡県で実践した九州大学の吉田敬子教授に直接の指導をお願いし，日本の全ての産婦人科医が行うことができる妊産婦メンタルヘルスケアの仕組み作りの作業を開始した．

① 2015 年，日本産婦人科医会主催で，第 1 回「母と子のメンタルヘルスフォーラム」学術集会を開催した．その後，このフォーラムは，妊産婦の心のケアに関してアクティブに活動している各都道府県から開催地を決定して毎年続けられ，妊産婦メンタルヘルスに関する学術的発展が続いている．

② 産前・産後の妊産婦健診の項目に心の悩みのスクリーニングを加えることで，妊婦健診料の増額を国に求めるためには，産婦人科診療ガイドラインへの掲載が必要であ

る．そこで，2016 年には，日本産科婦人科学会，日本周産期メンタルヘルス学会，日本産婦人科医会の代表が集まり，産婦人科診療ガイドライン産科編 2017 に「妊娠中の精神障害のリスク評価の方法は？」などの Clinical Question が掲載された．

③ 厚生労働省平成 28 年度子ども・子育て支援推進調査研究事業に，「産前・産後の支援のあり方に関する調査研究」（研究代表者 関沢明彦）が採択された．

④ この厚労省研究事業の一環として，初版の「妊産婦メンタルヘルスケアマニュアル」が上梓された．このマニュアルは吉田敬子教授の指導の下，妊産婦メンタルヘルスケアを担当する産婦人科医，精神科医，小児科医，助産師，保健師，看護師等が学んで身に付けておくべき知識と技術の基本をまとめたものである．

⑤ 2019 年，日本産婦人科医会主催の研修プログラムの受講体制が，入門編，基礎編，応用編の 3 段階で構築され，2020 年 3 月までに，全国から，すでに入門編 1600 名余，基礎編 340 名余，応用編 280 名余の受講生が巣立っていった．日本助産評価機構の助産師クリニカルラダーⅢの資格要件には，この研修会入門編の履修が義務づけられている．

本書では，妊産婦メンタルヘルスのその後の進歩や改善点を載せることで，日本全国の全ての産婦人科医，助産師，保健師，看護師等が妊産婦の声に耳を傾け，心のケアを実践できるように，その基礎知識から実際の診療，地域における精神科医や心理士，行政との役割分担と連携を含め，その仕組み作りを刷新したので，参考にしていただきたい．

この事業のために，終始ご助言とご指導を賜り，また英国の研修システムをご教示いただいた九州大学の吉田敬子教授と山下洋准教授，および鈴宮寛子前島根県雲南保健所所長（現福岡輝栄会病院）に深甚なる謝意を表します．そして，本事業のために終始尽力してこられた故岡井崇副会長と相良洋子常務理事，関沢明彦常務理事，鈴木俊治常務理事，星真一幹事には厚く御礼申し上げます．

公益社団法人日本産婦人科医会
会長　木下　勝之

Ⅱ 妊産婦メンタルヘルスの重要性と基礎知識

1．妊産婦の心理

多くの女性は思春期から始まる生理的変化と社会との相互作用の中で，子どもを授かり育てる心の基盤を養っていく．本格的に母親となる心の準備が始まる時期は個々によって異なり，子どもを授かりたいと願った時，不妊治療を始めた時，妊娠が判明した時，超音波画像で胎児の姿を目にした時，出産後に子どもと対面した時など，様々である．

多くの妊婦は，生まれてくる子どもや出産後の生活に想像を膨らませ，「どんな赤ちゃんだろう？」「私はお母さんとしてうまくやっていけるのだろうか？」などと期待と不安を抱いている．お腹のふくらみなどの身体的変化は，それまでの自分の身体のイメージ，役割，生活を変化させ，新たなアイデンティティへの変換を促していく．その一方で，今までの自分の身体，役割，生活，アイデンティティを失うことに不安や悲しみを感じることも少なくない．妊娠後（不妊治療中の女性は早ければ人工授精後，胚移植後），子宮内に新たな命が存在するという認識が生じると，責任感や防衛本能の高まりがみられ，自らの健康，安全，環境に配慮するようになる．飲酒や喫煙の習慣を改めようとし，薬剤の使用を躊躇し，感染予防に努め，わずかな身体的変化を察知して心配になり相談や受診に訪れることもある．切迫流産，切迫早産などの産科合併症を持つ妊婦は，自己制御できない状況に身を置き，子どもを失うかもしれないという心配に晒され，不安，自己効力感の低下，自責感などが生じやすい．過去の妊娠における流産，死産などの喪失体験がある妊婦においては，妊娠継続の不確実性への不安がより一層強まりやすい．

出産が近づくにつれ，妊婦は想像上ではない現実の子どもとの出会いに向けて，さらに心を準備し，母親としてのアイデンティティを形成していく．職に就いていた妊婦の多くは出産休暇に入り，「仕事を担う自分」から「出産を迎える自分」へとアイデンティティを変化させていくことになる．妊婦が母親としての心の準備を進めていく傍らで，パートナーも父親としてのアイデンティティを少しずつ育んでいく．パートナー同士の関係性にも変化が生じ，以前の関係性が失われることへの悲しみや不安がみられることもある．

出産時に妊婦は，これが自分と子ども双方の命がかかった重大な仕事であることを本能的に感じる．経腟分娩であれば陣痛，破水，出血などの身体的負担，帝王切開であれば麻酔，手術による身体的侵襲を受けながら，子どもを産むことの責任を負い，やり遂げなくてはならない．主体的に出産したという体験の獲得は，大きな自信と達成感をもたらす一方，早産など思いがけない出産に至れば，喪失感や自責感を生じ，自信の喪失につながることもある．

産後は生活スタイルが一変し，予測不能な育児が 24 時間休みなく続く．子どものニーズを見逃すまいと過覚醒状態が持続し，母親の疲労は蓄積するが，それでもなお子どもを全面的に保護しなければならないという本能が育児へと駆り立てる．この時期の母親は，自分を子どもと同一化させて育児に没頭し，それにより子どもの万能感を育んでいくといわれる[1)]．しかし，母親にとって，まだ言葉を話せない子どもとの関係を築くことは，自分の母親としての能力と向き合うことでもあり，自己肯定感が揺らぎやすい．母親としての自分が第三者からどのように評価されているかが気になり，何気ない一言にさえ敏感に反応して傷つくこともある．これは「建設的な傷つきやすさ」[2)]ともいわれ，母親としてのアイデンティティの形成が加速している表れと考えられている．

子どもが泣き止まず，母乳やミルクを飲んでくれないなど，母親が思うようにならない現実の育児に直面すると，無防備な子どもに怒りを向けてしまうことがある．第三者（例えばパートナー，親，助産師など）にあやされた途端に泣き止む子どもを目の当たりにして自信を喪失し，子どもから拒絶されているように感じて悲しみや怒りが生じたり，第三者に対して脅威や嫌悪を感じることもしばしば経験される．周囲からの温かな承認と支援が得られ，母親としてのアイデンティティを確立していくことが出来れば，やがて視野は広がり，“完璧な育児などない”，“ほどほどに妥当な自分らしい育児をするしかない”ことに気づいていくことができるようになる．

生まれて間もない子どもの世話を担う母親は「子どもを傷つけてしまうのではないか」という恐怖（加害恐怖）や「傷つけてしまいたくなる」という衝動（加害衝動）をしばしば経験する．子どもに対する攻撃性を自覚した母親は自らの加害衝動をタブー視して，羞恥心を抱き，周囲に打ち明けることは少ない．また，育児を通して自らの幼少期の養育体験を想起する「過去の再活性化」が生じやすいといわれる[2)]．不適切な養育を受けて育った親は，自らの幼少期の体験を思い出し「自分も自分の親と同じようになってしまうのではないか」と恐れることがある．子どもを傷つけるイメージや思考が繰り返し浮かんできても，それが実際の攻撃性につながってしまうというエビデンスは無いが[3)]，母親の苦痛は大きい．加害恐怖や加害衝動は，母親の育児負担の大きさやソーシャルサポートの欠如との関連があると指摘されているため[4)]，適切な支援が求められる．

1）Winnicott DW. Primary maternal preoccupation. In Collected papers: through paediatrics to psycho-analysis., Routledge, London, 1958.

2）スターン，D. N.，スターン，N. B.，フリーランド，A.（著）北村婦美（訳）: 母親になるということ．新しい「私」の誕生．創元社．東京．2012: 147.

3）Brok EC, Lok P, Oosterbaan DB, et al. Infant-Related Intrusive Thoughts of Harm in the Postpartum Period: A Critical Review. J Clin Psychiatry. 2017; 78（8）: e913-e923.

4）Fairbrother N, Woody SR. New mothers' thoughts of harm related to the newborn. Arch Womens Ment Health. 2008; 11（3）: 221-229.

2．妊産婦メンタルヘルスの現状

(1) 妊産婦が置かれている現状

男女雇用機会均等法が制定された1985年頃から女子の大学進学率や就業率は上昇し，これに伴い，女性のライフスタイルは大きく変化して，妊娠・出産・育児についての考え方やライフサイクルにおける位置づけは多様性を増している．一方，2000年代に入って家族形態にも急激な変化がみられ，1986年には15%程度であった三世代世帯は2001年には10.6%，2018年には5.3%まで減少し，全世帯の約88%が単独世帯を含む核家族世帯になっている[1)]．このような状況の中での妊娠・出産・育児は，心理的にも社会的にも困難を伴う場合が少なくなく，妊産婦の多くがストレスを抱えている可能性を認識しておく必要がある．

1）働く女性と妊娠・出産

男女雇用機会均等法以来，女子の大学進学率は上昇し，2019年の調査では50.7%の女子が大学に進学している[2)]．これに伴って就業率も上昇し，総務省の労働力調査によれば，15〜64歳の女性の就業率は2019年には70.9%で，過去10年間の間に約10%上昇している[3)]．このような変化に伴って女性のライフスタイルも変化し，特に若年女性では，妊娠・出産後も仕事を続けるというスタイルを理想とする割合が増加している図1[4)]．その結果，女性の年齢階級別労働力率はこの20年間で大きく変化し，出産年齢で労働力率

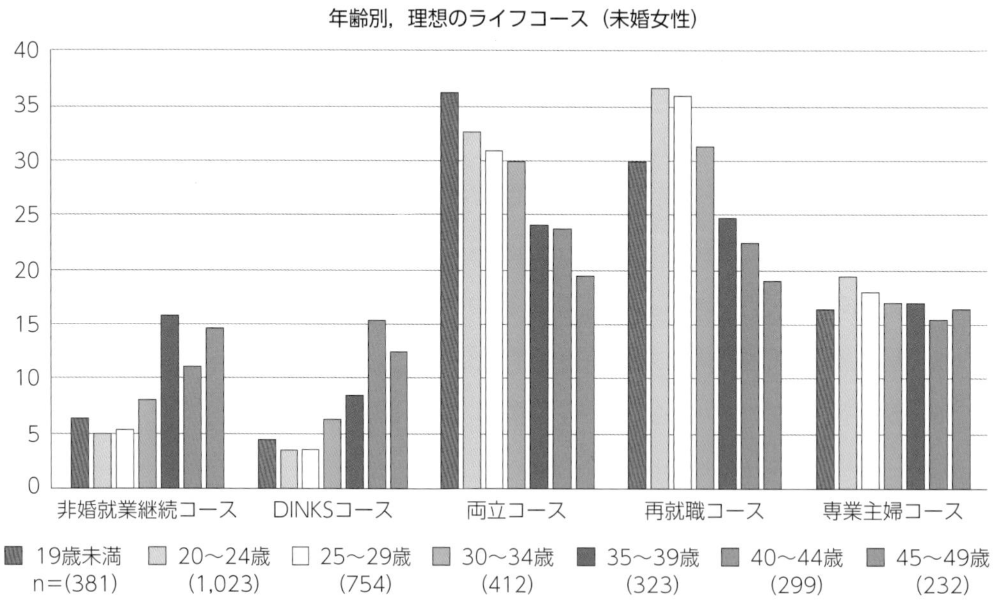

図1　女性の理想のライフコース
国立社会保障・人口問題研究所第15回出生動向基本調査（2017）
（結婚と出産に関する全国調査）

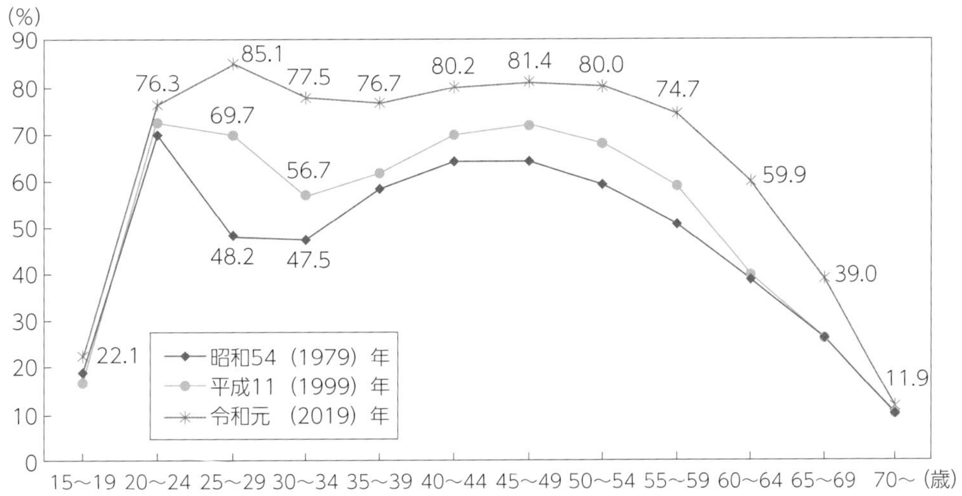

（備考）1. 総務省「労働力調査（基本集計）」より作成.
2. 労働力率は,「労働力人口（就業者＋完全失業者）」/「15 歳以上人口」×100.

図 2　女性の年齢階級別労働力率の推移
（内閣府男女共同参画局男女共同参画白書令和 2 年度版）

が低下する M 字型カーブから，この年齢層で減少しない台形型に近づいている図 2[2].

一方，女性の就業率の上昇は，晩婚化・晩産化の一因となっている．人口動態統計でみると，この傾向は 2000 年代に入ってから顕著となり，2018 年には，女性の平均初婚年齢は 29.4 歳，第一子出産年齢は 30.7 歳まで上昇している図 3[5]．そしてこの傾向は出産数にも影響しており，夫婦が希望する理想の子供数や実際に予定している子供数は年々減少する傾向がみられ図 4[4]，理想の子供数を持たない理由としては，年齢や不妊の問題が大きな要因になっている表 1[4].

2）育児支援の現状

働く女性にとって出産後の育児支援体制は重要だが，この点について日本の現状には様々な問題が残されている．子どものいる世帯の多くは夫婦と子どものみの核家族世帯であり，夫婦が育児の多くを担うことになるが，日本では夫の育児時間は諸外国と比べても少なく図 5[5]，また男性の育児休業取得促進事業（イクメンプロジェクト）などが進められているにも関わらず，男性の育児休業取得率は 2019 年度の調査でも 7.48%にとどまっている[6]．そのため出産後も仕事を続ける女性の半数以上は子育て支援制度に加えて母親の支援を受けている図 6[4]．保育園の待機児童は 2017 年をピークに減少傾向にあったが，2019 年には再び増加し，2019 年 10 月の時点では 43,822 人と報告されている[7].

職場では育休制度の利用は徐々に浸透しているが，妊産婦にとって働きやすい環境が整っているとはいいがたい．第 1 子出産前に仕事をしていた女性の半数近くは出産後に退

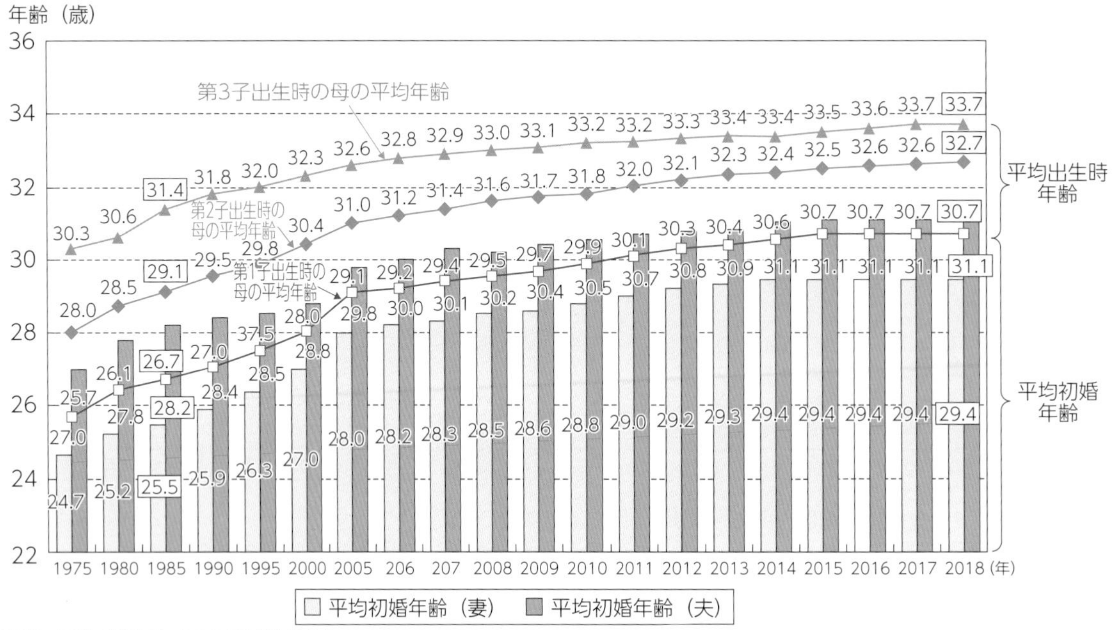

資料: 厚生労働省「人口動態統計」

図 3　平均初婚年齢と出生順位別母の平均年齢の年次推移
（内閣府令和 2 年版少子化社会対策白書）

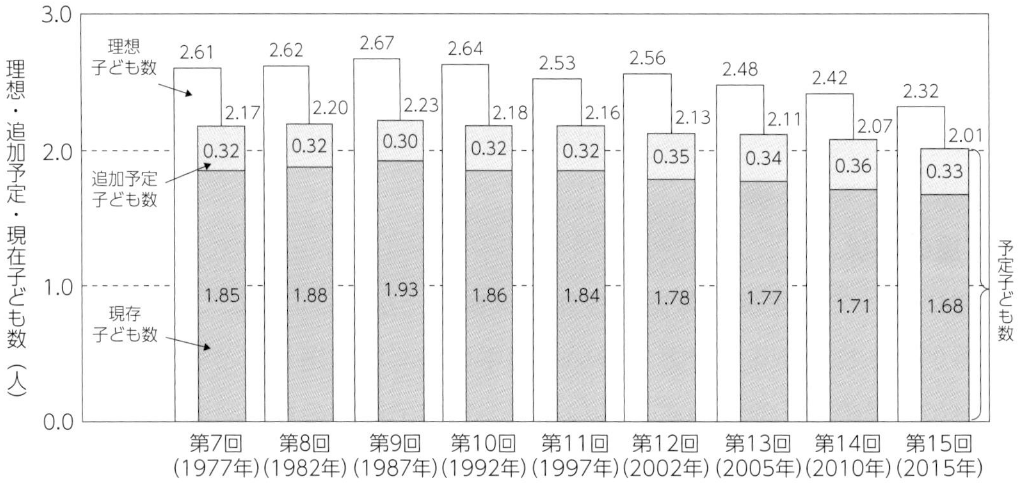

注: 対象は初婚同士の夫婦（妻 50 歳未満）．予定子ども数は現存子ども数と追加予定子ども数の和として算出．理想子ども数，予定子ども数とも 8 人以上を 8 として計算（理想・予定子ども数不詳をのぞく）．総数には結婚持続期間不詳を含む．

図 4　夫婦の平均理想子ども数と平均予定子ども数の推移
国立社会保障・人口問題研究所第 15 回出生動向基本調査（2017）
（結婚と出産に関する全国調査）

表 1　理想・予定子ども数の組み合わせ別にみた，理想の子ども数を持たない理由
（予定子ども数が理想子ども数を下回る夫婦）
国立社会保障・人口問題研究所第 15 回出生動向基本調査（2017）
（結婚と出産に関する全国調査）

予定子ども数が理想子ども数を下回る組み合わせ	予定子ども数が理想を下回る夫婦の内訳	（客体数）	理想の子ども数を持たない理由											
			経済的理由			年齢・身体的理由			育児負担	夫に関する理由			その他	
			子育てや教育にお金がかかりすぎるから	自分の仕事（勤めや家業）に差し支えるから	家が狭いから	高年齢で生むのはいやだから	欲しいけれどもできないから	健康上の理由から	これ以上、育児の心理的、肉体的負担に耐えられないから	夫の家事・育児への協力が得られないから	一番末の子が夫の定年退職までに成人してほしいから	夫が望まないから	子どもがのびのび育つ社会環境ではないから	自分や夫婦の生活を大切にしたいから
理想 1 人以上 予定 0 人	6.1%	（77）	15.6%	6.5	1.3	39.0	74.0	24.7	9.1	2.6	2.6	3.9	6.5	9.1
理想 2 人以上 予定 1 人	39.2	（491）	43.8	11.8	6.1	42.4	34.8	17.5	14.1	11.6	6.5	9.4	5.7	4.9
理想 3 人以上 予定 2 人以上	54.7	（685）	69.8	18.7	16.1	38.1	9.8	14.7	21.0	9.6	8.3	7.7	6.1	6.3
総　数	100.0%	（1,253）	56.3%	15.2	11.3	39.8	23.5	16.4	17.6	10.0	7.3	8.1	6.0	5.9

注: 対象は予定子ども数が理想子ども数を下回る初婚同士の夫婦．理想・予定子ども数の差の理由不詳を含まない選択率．複数回答のため合計値は 100%を超える．予定子ども数が理想子ども数を下回る夫婦の割合は，それらの不詳を除く 30.3%である．

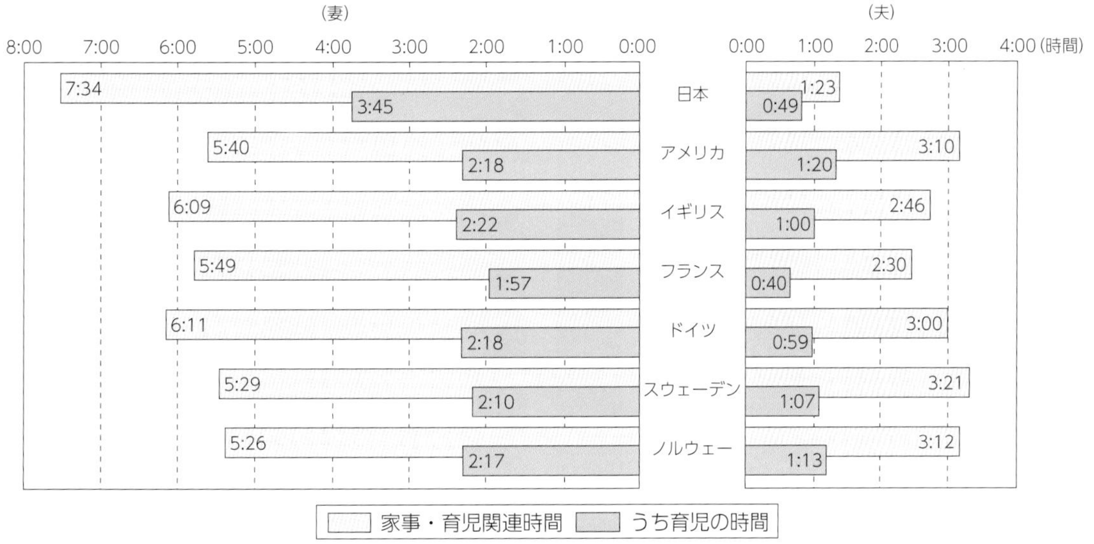

（備考）1. Eurostat“How Europeans Spend Their Time Everyday Life of Women and Men”（2004），Bureau of Labor Statistics of the U. S.“American Time Use Survey”（2016）及び総務省「社会生活基本調査」（2016 年）より作成．
2. 日本の数値は，「夫婦と子供の世帯」に限定した夫と妻の 1 日当りの「家事」，「介護・看護」，「育児」及び「買い物」の合計時間（週全体平均）である．
資料: 内閣府資料

図 5　6 歳未満の子どもを持つ夫婦の家事育児関連時間
（1 日当たり，国際比較）
（内閣府令和 2 年版少子化社会対策白書）

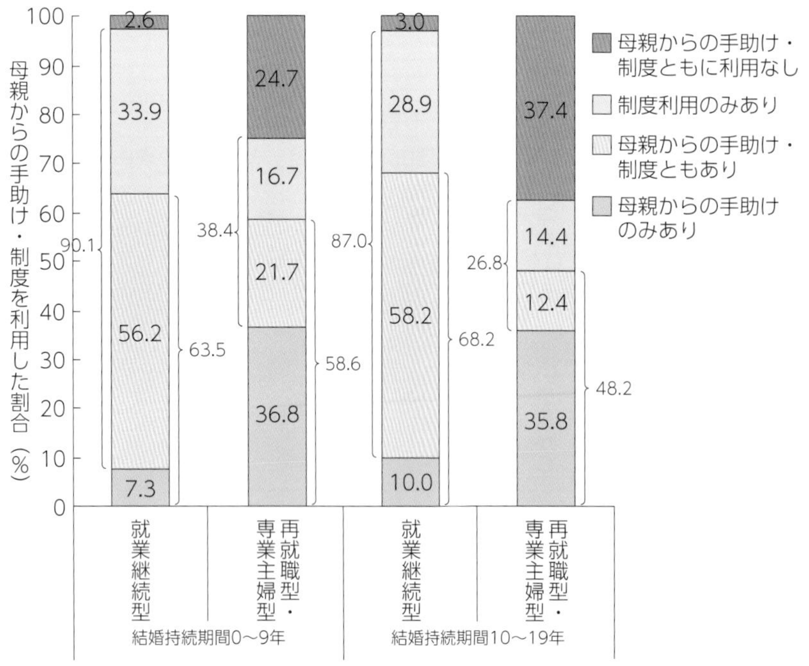

注: 対象は 3 歳以上の子を持つ初婚同士の夫婦（子ども数不詳，予定子ども数不詳，母親の手助けおよび制度利用状況の不詳を除く）のうち，妻の就業経歴が就業継続型（結婚持続期間 0〜9 年の客体数 233，同 10〜19 年 471），再就職型および専業主婦型（結婚持続期間 0〜9 年の客体数 471，同 10〜19 年 1,109）のいずれかに該当するもの.

図 6　就業経歴・結婚持続期間別にみた，第 1 子が 3 歳になるまでに受けた母親（子の祖母）からの子育ての手助けと制度・施設の利用状況

国立社会保障・人口問題研究所第 15 回出生動向基本調査（2017）
（結婚と出産に関する全国調査）

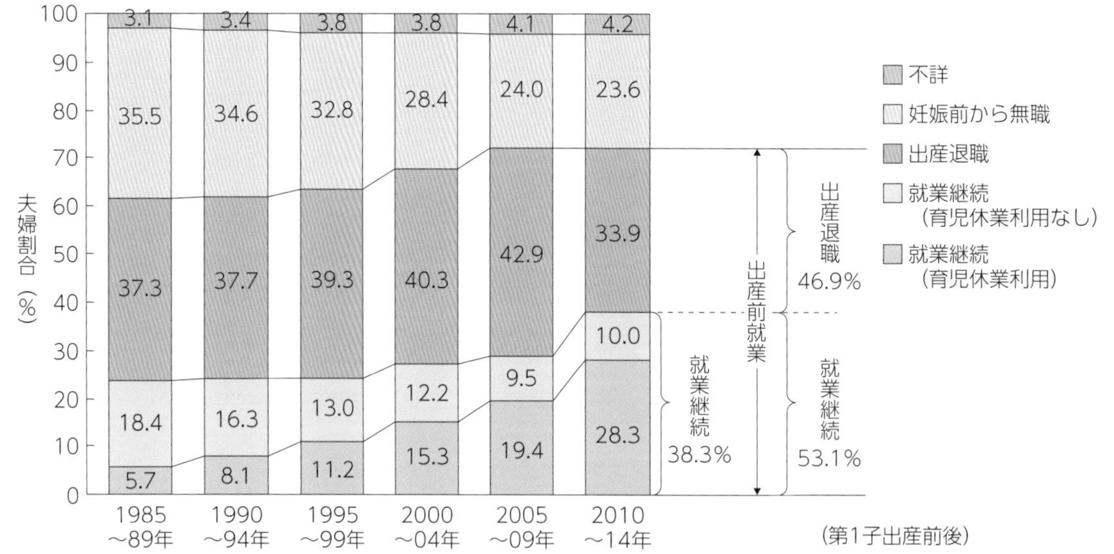

注: 対象は子どものいる初婚同士の夫婦．就業変化は，妻の妊娠判明時と子ども 1 歳時の従業上の地位の変化を見たもの.

図 7　子どもの出生年別にみた，出産前後の妻の就業変化

国立社会保障・人口問題研究所第 15 回出生動向基本調査（2017）
（結婚と出産に関する全国調査）

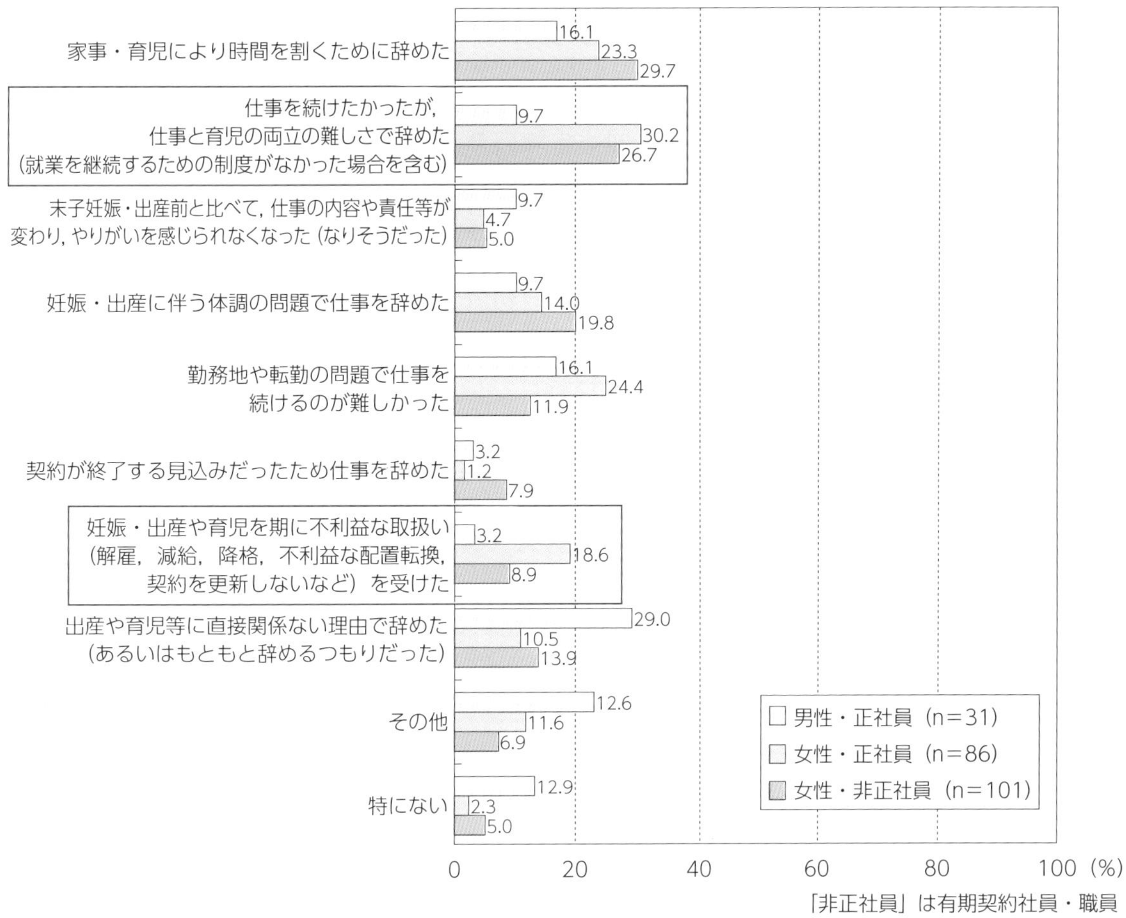

図 8　末子妊娠判明当時の仕事を辞めた理由（複数回答）
（厚生労働省委託調査「平成 30 年度仕事と育児等の両立に関する実態把握のための調査研究事業報告書労働者アンケート調査結果）

職しており図 7[4]，厚生労働省が行った調査では，末子妊娠判明時に仕事を辞めた理由の中には，「仕事を続けたかったが仕事と育児の両立の難しさで辞めた」「妊娠・出産・育児を期に不利益な取り扱いを受けた」などの理由が挙げられている図 8[8]．

このように女性のライフスタイルや家族形態の変化とともに，妊娠・出産・育児は女性にとって身体的・心理的・社会的負担になる場合が少なくなく，このような状況は女性のメンタルヘルスの問題を惹起するだけでなく，健やかな親子関係の構築や子ども達の健康な成長・発達をも阻害する可能性がある．取り組むべき課題は多いが，周産期医療の現場では，まず妊産婦の置かれている状況や抱えている問題を理解することが重要である．

1）厚生労働省 平成 30 年 国民生活基礎調査の概況
https: //www.mhlw.go.jp/toukei/saikin/hw/k-tyosa/k-tyosa18/index.html

2）内閣府男女共同参画局 男女共同参画白書 令和 2 年度版
https: //www.gender.go.jp/about_danjo/whitepaper/r02/zentai/index.html
3）総務省統計局 労働力調査（基本集計）2019 年（令和元年）平均結果
https: //www.stat.go.jp/data/roudou/sokuhou/nen/ft/index.html
4）国立社会保障・人口問題研究所 第 15 回出生動向基本調査（結婚と出産に関する全国調査）(2017.3.)
http: //www.ipss.go.jp/ps-doukou/j/doukou15/doukou15_gaiyo.asp
5）内閣府 令和 2 年版 少子化社会対策白書
https: //www8.cao.go.jp/shoushi/shoushika/whitepaper/measures/w-2020/r02webhonpen/index. html
6）厚生労働省　令和元年度雇用均等基本調査
https: //www.mhlw.go.jp/toukei/list/71-r01.03.pdf
7）厚生労働省 報道発表資料
https: //www.mhlw.go.jp/content/11922000/000661459.pdf
8）厚生労働省 仕事と育児等の両立に関する実態把握のための調査研究事業報告書平成 30 年度厚生労働省委託事業
https: //www.mhlw.go.jp/stf/seisakunitsuite/bunya/0000200711_00001.html

（2）妊産婦の精神障害

周産期における精神科的な問題は，妊娠前から精神疾患に罹患している場合と，妊娠中もしくは出産後に新たに精神疾患を発症する場合の 2 つに大別される表1．

前者の精神疾患合併妊娠では，母親の精神症状悪化を防止することは当然の目標ではあるが，妊娠・出産を機に，患者が母親としての役割を獲得し，家族全体の養育機能を高め，社会生活機能を発揮するための援助を行っていくことも重要である．そのために，病院内外の多職種による，さまざまな立場からの介入が必要であり，時間と労力を必要とする．一方で，後者は，産褥精神病やうつ病がよく知られている．発症率が 1,000 分娩のうち 1～2 例とされている産褥精神病に対して，うつ病の発症率は高く，10～15%といわれている表2．近年，本邦では，エコチル調査と呼ばれる子どもの健康と環境に関する大規模コホート研究が進行しており，本研究でも周産期の精神障害について調査が行われている．この研究では，日本の産後 1 か月の女性のうつ病の有病率は 13.7%であると示されている[1]．ただし，ここでのうつ病は，EPDS が 9 点以上と定義されており，構造化面接により診断されるうつ病の割合は，これよりも少ないと考えられる．また，米国精神科学会の診断ガイドラインである DSM-5[2]は，産後うつ病の 50%が妊娠中に発症していると提示しており，妊娠中から産後 4 週間以内に発症するうつ病を「周産期うつ病」と定義している．なお，この周産期に発症するうつ病は，妊娠中では，不安，ライフイベント，過去のうつ病の既往，ソーシャルサポートの不足，予期せぬ妊娠 / 計画していない妊娠[注]，医療保険，家庭内暴力，低収入，低い教育歴，喫煙，未婚，対人関係不良が，産後では，

表 1 妊産婦の精神障害

- 精神疾患合併妊娠
- 産褥期の精神障害

表 2 産褥期の精神障害

産後うつ病	10～15%(EPDS を用いたスクリーニングによる)
産褥精神病	0.1～0.2%

表 3 周産期うつ病のリスク因子

妊娠中	不安，ライフイベント，うつ病の既往，ソーシャルサポートの不足，予期せぬ妊娠 / 計画していない妊娠，医療保険，家庭内暴力，低収入，低い教育歴，喫煙，未婚，対人関係不良
産　後	うつ病の既往，妊娠中のうつ症状や不安，配偶者からのサポート不足，妊娠中や産後早期のライフイベント

過去のうつ病の既往，妊娠中のうつ症状や不安，配偶者からのサポート不足，妊娠中や産後早期のライフイベントがリスク因子として挙げられている**表3**．さらに，最近の知見として，うつ病の産後発症は，双極性障害の危険因子として注目されるようになってきている．以上からも，妊娠中からの早期介入が必要とされている．

注）「予期せぬ妊娠 / 計画していない妊娠」
この表現は社会保障審議会児童部会児童虐待等要保護事例の検証に関する専門委員会が「子ども虐待による死亡事例等の検証結果等について」の報告書において，第 12 次報告まで「望まない妊娠 / 計画していない妊娠」と表記していたものである．この表現は「様々な事情により，妊婦やそのパートナーが，妊娠を継続することや子どもを産み育てることを前向きに受け止められず，支援を必要とする状況や状態にあること.」と定義され，生まれてくる子どもに向けられる言葉ではなく，支援や援助を必要とする妊婦を認識し，いかなる支援を行うべきかを考えるための言葉とされている．専門委員会ではこの立場を明確にし，より客観的，中立的に事例をとらえ，検討を行うために，第 13 次報告より「予期せぬ妊娠 / 計画していない妊娠」という表現に改めている．

1) Muchanga SMJ, Yasumitsu-Lovell K, Eitoku M, et al. Preconception gynecological risk factors of postpartum depression among Japanese women: The Japan Environment and Children's Study (JECS). J Affect Disord. 2017; 217: 34-41.
2) 日本精神神経学会日本語版用語監修: DSM-5 精神疾患の分類と診断の手引. 医学書院. 東京. 2014.

(3) 妊産婦の自殺

日本産婦人科医会では2010年から妊産婦死亡報告事業を行い，妊産婦死亡の更なる削減に向けた取り組みを行っている．実際の原因別の妊産婦死亡数の推移を図1に示すが，最大の原因であった産科危機的出血は半減，また，脳出血，心肺虚脱型羊水塞栓症，大動脈解離などの心・大血管疾患など主要な疾患での死亡も減少傾向は明らかであるが，自殺による妊産婦死亡の報告例は増加している．

また，東京都の妊産婦死亡率の推移を図2に示す．東京都では妊産婦のたらい回しとの批判を受けた墨東病院事件を教訓に，2009年に新たな妊産婦救急搬送システムが構築された．昭和大学病院など3施設（現在は6施設）を母体救命対応型総合周産期センターとして認定し，危機的状況にあると判断された妊産婦は無条件で認定施設が受け入れる体制が整備された．その後も，日本産婦人科医会の妊産婦死亡報告事業や妊産婦急変時の初期対応を学ぶ日本母体救命システム普及協議会（J-CIMELS）のJ-MELS研修会の普及などもあり，妊産婦死亡率は確実に減少し続けている．このような状況下で，順天堂大学の竹田省らは監察医務院との共同で，2005〜2014年の10年間の東京23区内での自殺による妊産婦死亡（産後1年までの死亡）についての調査を行った．その結果，10年間の妊産婦の自殺は63件あり，出生10万対8.7件であった．また，この63例の自殺の時期に

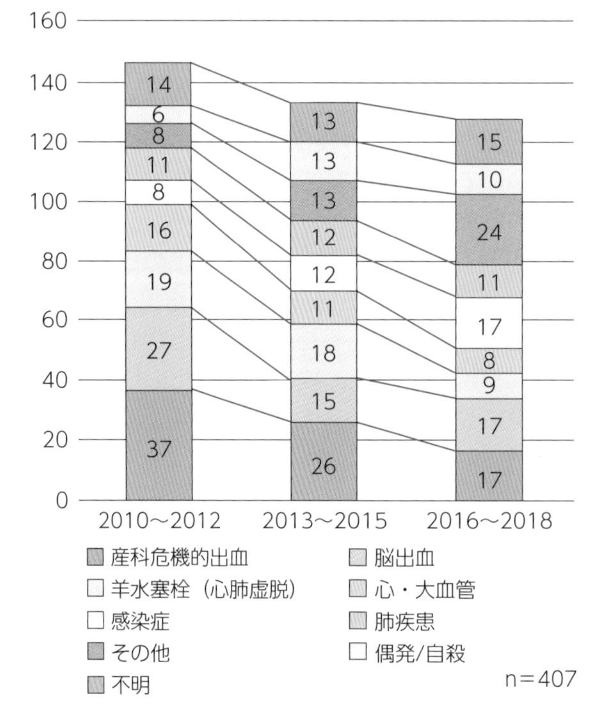

図1　妊産婦死亡の原因別頻度の推移

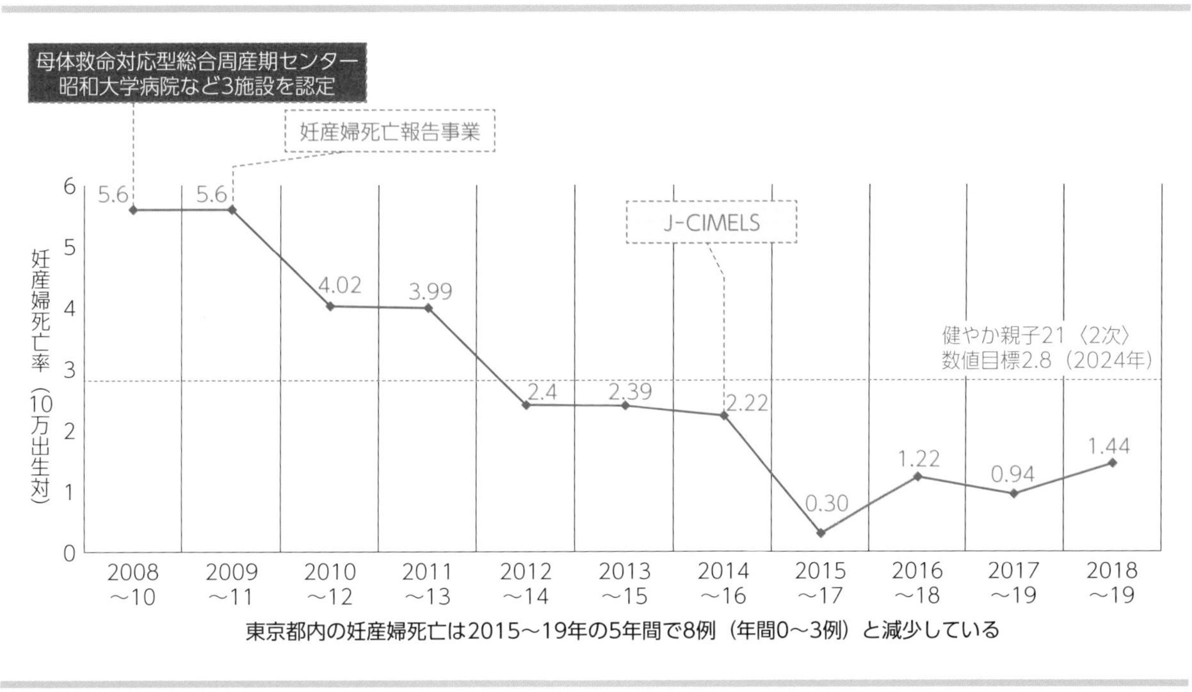

図 2　東京都の妊産婦死亡率の推移
前後の年を含めた平均で推移を評価

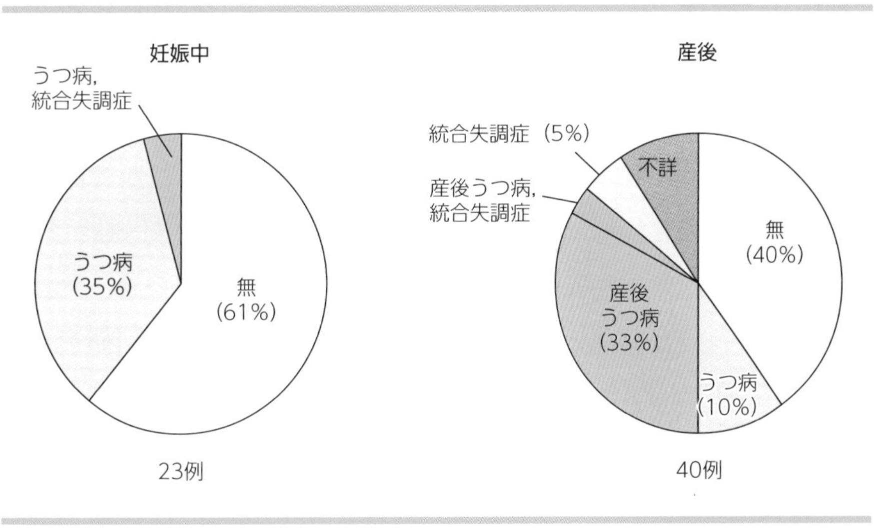

図 3　東京 23 区内における妊産婦の自殺の背景としての精神疾患の関与

ついて検討してみると妊娠中の死亡が 23 例，産後が 40 例であった図 3．妊娠中の死亡では 39%がうつ病または統合失調症であり，妊娠終了後の死亡では約 50%がうつ病などの精神疾患と診断されていた．精神疾患と診断されていない妊産婦においても，自殺した状況においては精神疾患を発症していた可能性が高く，妊産婦の自殺には精神疾患が大きく関与していることは明らかである．さらに，その後に 2015〜2017 年の追加調査が行われ，その 3 年間での妊産婦の自殺者は 11 例であり，自殺による妊産婦死亡率はそれぞれ

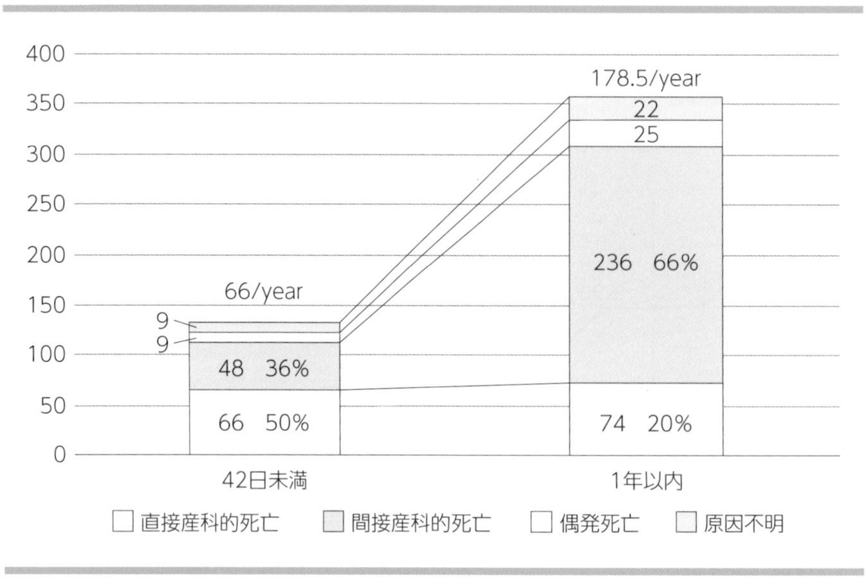

図4　わが国の妊産婦死亡の原因別内訳: リンケージ解析の結果（2015～2016年）

6.2，3.7，3.8（出生10万対）と低下傾向にある可能性が示された[1)]．このように妊産婦死亡のデータとしては確認できていない自殺による妊産婦死亡が相応に存在し，その把握が難しいことが明らかとなった．さらに自殺による妊産婦死亡が減少傾向にあるとはいえ，2015～2017年の自殺による妊産婦死亡は，身体的疾患による妊産婦死亡のおおよそ2倍発生しており，周産期医療にとって大きな課題であることは確かである．

一方，わが国の妊産婦死亡においては，特に後発妊産婦死亡（妊娠終了満42日以降1年未満）の実態が正確に把握できていないことから，出生票，死亡票，死産票を連結させてわが国の妊産婦死亡の実態を明らかにしようとする研究が厚労科研研究班により行われた[2)]．この調査では2015～2016年の出生票，死亡票，死産票をもとにリンケージ解析を行い，妊産婦死亡事例を抽出することでわが国の妊産婦死亡の実態の解明を試みている．この調査研究の結果，妊娠終了後42日未満の早期の妊産婦死亡は年間66人である一方，1年未満の後発妊産婦死亡を加えると178.5人に起こっていることが判明した図4．原因別で見ると，早期の妊産婦死亡では出血による死亡が最多であり，直接産科的死亡が全体の約50%を占めていたが，出血に次ぐ2番目の原因は自殺（12.9%）であった．さらに，妊産婦死亡に後発妊産婦死亡を加えた妊娠終了後1年までの死亡では，28.6%が自殺であり，妊産婦死亡全体では最大の原因であることが示された．また，2番目の原因は悪性腫瘍（21.0%）であり，全体の3分の2は間接産科的死亡に分類され，直接産科的死亡は20.7%にとどまっていた図5．さらに，この調査における妊娠終了後の自殺92例の発生時期については，特に好発する時期はなく，1年を通じて発生していた図6．また，35歳

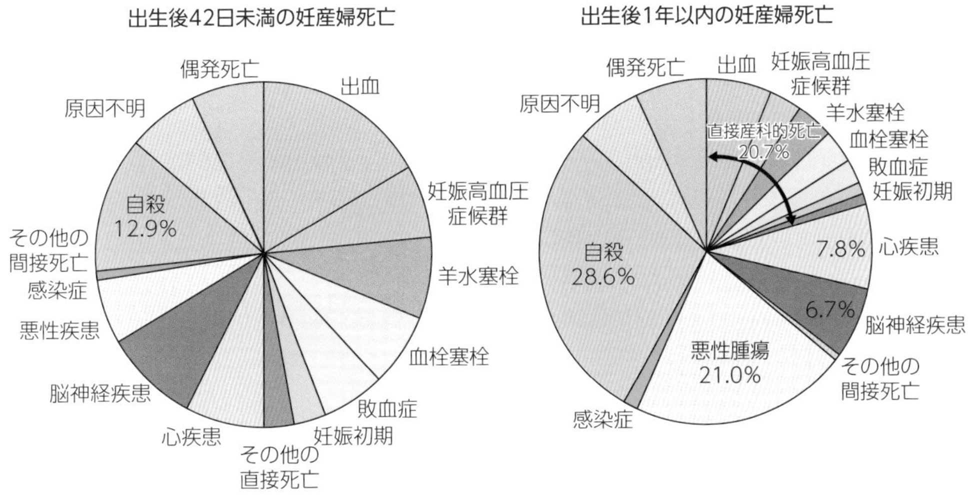

図 5　妊産婦死亡の時期別の原因別内訳: リンケージ解析の結果

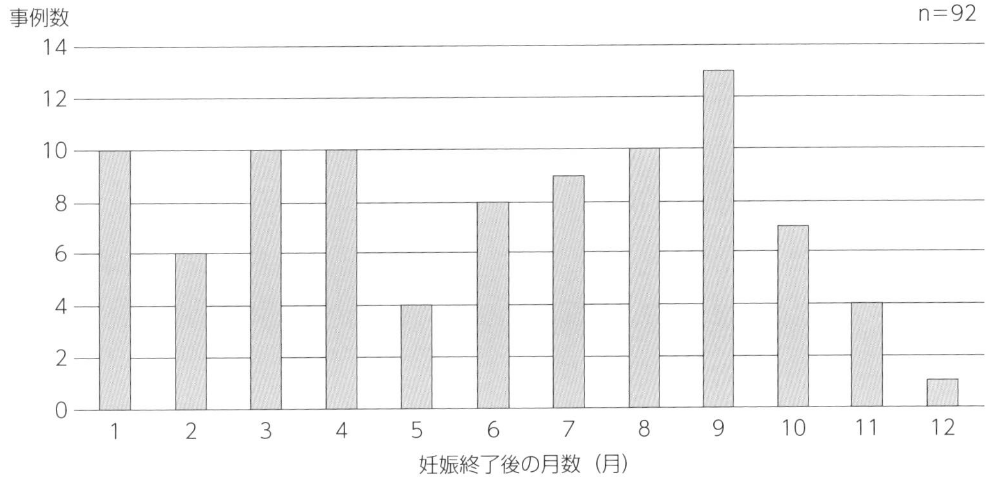

図 6　妊娠終了後の自殺の発生時期

以上，初産，無職の女性で自殺率が高いことも示された．

以上のように，妊娠終了後 1 年未満の妊産婦死亡の原因の約 3 割が自殺による死亡であり，産科的な理由による死亡（直接産科的死亡: 約 2 割）よりも多いことは周産期医療に携わる医療者は認識すべきである．今後，身体的な疾患に対するケアとともに精神的なケアを充実させ，妊娠中から妊婦のメンタルヘルスケアを実践し，特にハイリスクと判断される女性については医療機関が行政と密に連携して切れ目のないケアを続けていくことが必要であり，個々の妊婦に対応する地道な努力を展開できるような仕組みを各地域で作り上げていくことが必要と思われた.

1）令和元年度厚生労働科学研究補助金: 健やか次世代育成総合研究事業: 研究報告書（研究代表者: 池田智明, 研究分担者: 竹田省）
https: //mhlw-grants.niph.go.jp/niph/search/NIDD00.do?resrchNum=201803001B
2）平成 30（2018）年度厚生労働科学研究費補助金 行政政策研究分野 政策科学総合研究（臨床研究等 ICT 基盤構築・人工知能実装研究）: 研究報告書（研究代表者: 森崎菜穂, 研究分担者: 大田えりか）
https: //mhlw-grants.niph.go.jp/niph/search/NIDD00.do?resrchNum=201803001B

(4) 児童虐待

厚生労働省が発表する児童相談所での児童虐待相談対応件数は毎年増加し, 少子化にも関わらず過去最高を更新し続けている図 1. 虐待の内容をみると, 子どもへの暴言や面前での配偶者間暴力（面前 DV）などの心理的虐待が増加し, 現在は半数以上を占めている. これは諸外国と比較すると日本において特有であり, 国民の意識の高まりもあるが, 警察が DV であると認知した際に未成年の子どもが家庭にいると, 面前 DV として通告するようになったことが大きく影響している[1)]. また, 虐待死は増加していないが, 深刻な児童虐待事件は後を絶たず, 実際の虐待死は厚労省報告の数倍と推測する報告もある[2)]. 厚労省の社会保障審議会専門委員会ではこれまでの虐待死事例から,「子ども虐待による死亡事例等を防ぐためのリスクとして留意すべきポイント」をまとめて公表している図 2. 子どもの虐待を防ぎ, すべての子どもが健やかに成長できるような社会を構築するため,「健やか親子 21（第 2 次）」において, 妊娠期からの児童虐待防止対策が重点課題の 1 つとさ

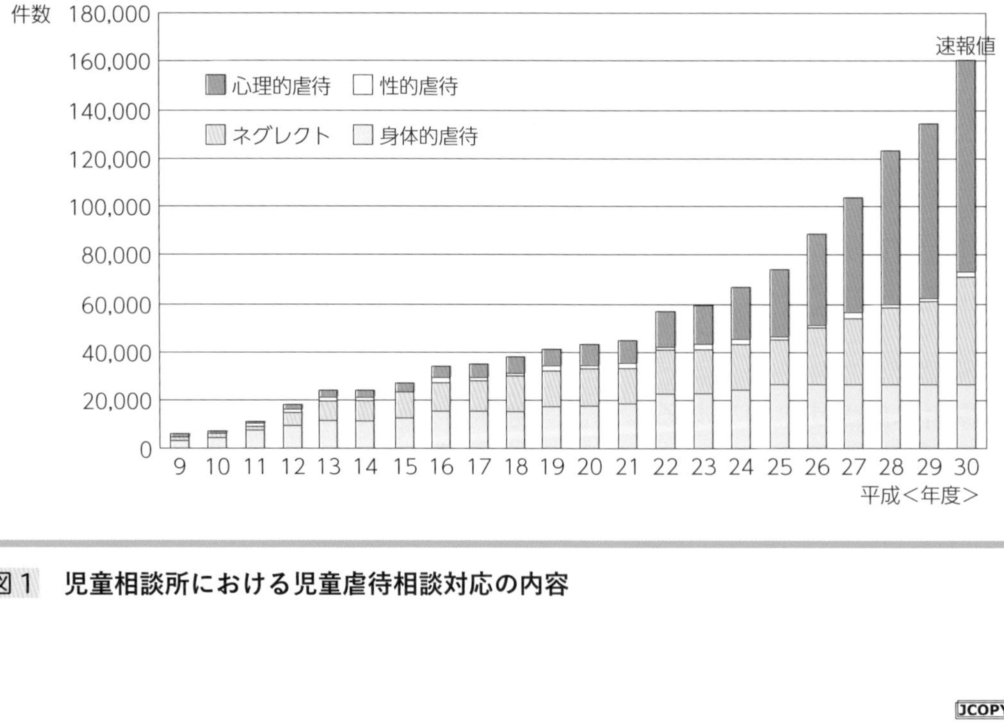

図 1 児童相談所における児童虐待相談対応の内容

養育者の側面

○妊娠の届出がなされておらず，母子健康手帳が未発行である
○妊婦健康診査が未受診である又は受診回数が極端に少ない
○関係機関からの連絡を拒否している（途中から関係が変化した場合も含む）
○予期しない妊娠／計画していない妊娠
○医師，助産師の立会いなく自宅等で出産
○乳幼児健康診査や就学時の健康診断が未受診である又は予防接種が未接種である（途中から受診しなくなった場合も含む）
○精神疾患や抑うつ状態（産後うつ，マタニティブルーズ等）がある
○過去に自殺企図がある
○養育者がDVの問題を抱えている
○子どもの発達等に関する強い不安や悩みを抱えている
○家庭として養育能力の不足等がある若年（10代）妊娠
○子どもを保護してほしい等，養育者が自ら相談してくる
○虐待が疑われるにもかかわらず養育者が虐待を否定
○訪問等をしても子どもに会わせない
○多胎児を含む複数人の子どもがいる
○安全でない環境に子どもだけを置いている

子どもの側面

○子どもの身体，特に，顔や首，頭等に外傷が認められる
○一定期間の体重増加不良や低栄養状態が認められる
○子どもが学校・保育所等を不明確・不自然な理由で休む
○施設等への入退所を繰り返している
○一時保護等の措置を解除し家庭復帰後6か月以内の死亡事案が多い
○きょうだいに虐待があった
○子どもが保護を求めている

生活環境等の側面

○児童委員，近隣住民等から様子が気にかかる旨の情報提供がある
○生活上の何らかの困難を抱えている
○転居を繰り返している
○社会的な支援，親族等から孤立している（させられている）
○家族関係や家族構造に変化があった

援助過程の側面

○関係機関や関係部署が把握している情報を共有できず得られた情報を統合し虐待発生のリスクを認識できなかった
○要保護児童対策地域協議会（子どもを守る地域ネットワーク）における検討の対象事例になっていなかった
○家族全体を捉えたリスクアセスメントが不足しており，危機感が希薄であった
○スクリーニングの結果を必要な支援や迅速な対応に結びつけていなかった
○転居時に十分な引継ぎが行えていなかった
○転居や家族関係の変化の把握ができていなかった

※子どもが低年齢・未就園である場合や離婚等によるひとり親である場合に，上記ポイントに該当するときには，特に注意して対応する必要がある．

※下線部分は，第16次報告より追加した留意すべきポイント

図2　第1次から第16次報告を踏まえて子ども虐待による死亡事例等を防ぐためのリスクとして留意すべきポイント
（社会保障審議会児童部会 児童虐待等要保護事例の検証に関する専門委員会第16次報告より）

れており，現在多くの自治体で妊娠届時に妊婦の状況把握が行われ，出産前の段階で出産後の養育について支援を行うことが特に必要と認められる特定妊婦の把握・早期支援が実施されるようになった．

成育途上の子どもが虐待を受けると，行動，感情，注意，睡眠の自己調整能力の獲得が困難となる．感情調整や対人関係のあり方の困難は思春期以降のうつ病，不安障害，摂食障害，自殺企図，物質依存，無防備な性的行動等の心理社会的問題につながりやすいことが多くの研究で示されている．福井大の友田らは，脳画像研究から児童虐待により脳が器質的にも影響を受けることを明らかにした[3)]．また，受けた虐待により影響を受ける部位が異なることもわかった．例えば暴言による聴覚野の肥大，性的虐待や両親のDV目撃による視覚野の萎縮，過剰な体罰による前頭前野（感情や理性に関連）の萎縮などである．前述したように日本では心理的虐待が増加しているが，身体は傷つかなくても子どもの脳に大きな影響を与えてしまう．

虐待が慢性的に持続している養育環境では，愛着形成に問題が生ずる．愛着（アタッチ

メント）は，「子どもと養育者等特定の他者との間に形成される強い情緒的絆」と定義され，乳幼児期に家庭的養育環境を通じて形成される．2 歳以前の発達早期に選択的なアタッチメントが形成されないような病理的養育環境に曝露された場合，医学的には反応性愛着障害（Reactive Attachment Disorder: RAD）および脱抑制型対人交流障害（Disinhibited Social Engagement Disorder: DSED）に分類される状態像を示す．前者は相手に過度に警戒的で，回避的であるなどの対人行動を示し，後者は見知らぬ大人にも警戒心なく近づき，過剰になれなれしいなどの対人関係の問題を示す．

また，虐待の世代間連鎖については様々な報告があるが，Kaufmann らは約 30%と推定している[4)]．最近の系統的な調査研究でも，小児期に虐待を経験した養育者の家庭では，経験していない養育者に比べて，虐待が生じるリスクは約 3 倍（OR＝2.99）であった[5)]．しかし逆に考えると被虐待児の約 70%は親になったときに虐待をしていないことになる．脳の可塑性に注目した親子相互作用への介入により双方の脳機能の改善が見られるというエビデンスも蓄積されてきている[6)]．

周産期のメンタルヘルスの問題は，子ども虐待のリスクを増すことが多くの調査研究により明らかになっている[7)]．産後うつ病に関しては，ボンディング形成不全を通じて親子間のアタッチメント関係に否定的影響を与える．また心中事例の主な原因として養育者のうつ病が挙げられている．また妊娠中のうつ病は胎児の成長や出産後の児の発育や行動などに影響を及ぼす可能性が報告されており，母親自身のみならず，その子どもにも大きな影響を与える．妊娠中の母親のうつ病が未治療の場合，早産のリスクが高まり[8)]，胎児の体重や頭周りが小さくなるという報告もある[9)]．また妊娠中の母親の不安やストレスが，出生後の子どもの情緒や行動に影響を与えることは，O'Connor らにより報告[10)]されており，ストレスによって過剰に分泌される母親のコルチゾールに長期間さらされることが一因と推測されている．

周産期うつ病と児童虐待のリスク因子は共通する部分が多く，支援が必要な妊婦を抽出しサポートすることは非常に重要であり，将来の虐待防止にもつながると思われる．また虐待事例の 2～3 割は父親によるものであり，母親による虐待の背景にも父親の DV 等の問題が存在する場合も多い．父親の産後うつ病と児への虐待傾向との間には有意な関連を示す報告[11)]もあるため，今後は父親のメンタルヘルスケアも児童虐待予防に重要と考えられる．

1）西澤　哲: 子ども虐待に関する公式統計からみたわが国の子ども虐待の現状と課題．臨床精神医学，2018; 47（9）: 953-963.
2）溝口史剛，滝沢琢己，森臨太郎ほか: パイロット 4 地域における，2011 年の小児死亡登録検証報告: 検証から見えてきた，本邦における小児死亡の死因究明における課題．日本小児科学会雑誌，

2016; 120: 662–672.
3) 友田明美: 第 III 章　虐待によっておこる脳の変化: (新版) いやされない傷. 診断と治療社. 東京. 2012; 48–105.
4) Kaufman J, Zigler E. Do abused children become abusive parents? Am J Orthopsychiatry. 1987; 57 (2): 186–192.
5) Assink M, Spruit A, Schnts M, et al. The integrational transmission of childmaltreatment. A three-level meta-analysis. Child Abuse Ncgl. 2018; 84: 131–145.
6) 小平かやの, 佐藤政子: 児童虐待に対する治療的介入. 臨床精神医学. 2018; 47 (9): 1005–1010.
7) Ayers S, Bond R, Webb R, et al. Perinatal mental health and risk of childmaltreatment; A systematic review and meta-analysis. Child Abuse Negl. 2019; 98. https: //doi.org/10.1016/j.chiabu.2019.104172
8) Jarde A, Morais M, Kingston D, et al. Neonatal outcomes in women with untreated antenatal depression compared with women without depression: a systematic review and meta-analysis. JAMA Psychiatry. 2016; 73: 826–837.
9) El Marroun H, Jaddoe VW, Hudziak JJ, et al. Materanal use of selective serotonin reuptake inhibitors, fetal growth, and risk of adverse birth outcomes. Arch Gen Psychiatry. 2012; 69 (7): 706–714.
10) O'Connor TG, Heron J, Golding J, et al. Maternal antenatal anxiety and behavioural/emotional problems in children: a test of a programming hypothesis. J Child Psychol Psychiatry. 2003; 44 (7): 1025–1036.
11) Takehara K, Sudo M, Kakee N, et al. Prenatal and early postnatal depressionand child maltreatment among Japanese fathers. Child Abuse Negl. 2017; 70: 231–239.

(5) ドメスティックバイオレンス (DV)

DV とは, 主として夫や恋人等親しい関係の男性から女性が受ける暴力をいい, 身体的暴力, 精神的暴力, 性的暴力, 経済的暴力に分類される. わが国では, 2001 年に「配偶者からの暴力の防止および被害者の保護に関する法律 (＝DV 防止法)」が制定され, DV が女性に対する人権侵害であることが認められた. これまでの調査で, 女性の約 20%が夫からの身体的暴力を受けた経験があり, また, 精神的暴力は約 15%, 性的暴力や経済的暴力は約 10%の頻度で経験していると推定される[1].

妊娠および育児は DV が始まる契機になりやすく, DV が妊産婦の心的外傷後ストレス障害 (PTSD) やうつ病の発症につながることが明らかになっている[2]. また, 出産後は子どもへの虐待にもつながる可能性があることから, 健やかな母子関係を構築するために, 潜在的な DV 被害者を妊娠初期からスクリーニングして, 医療者側から積極的に関わりをもつ必要がある. DV 被害者の心身の安全を確保するためには, 支援や情報提供について加害者 (夫) に知られないようにすることが必須であり, 面談時は子どもを含めた同席者をなくし, プライバシーを十分に確保することに留意する.

---

1) 内閣府男女共同参画局: 男女間における暴力に関する調査
http: //www.gender.go.jp/policy/no_violence/e-vaw/chousa/h11_top.html (2020 年 8 月 16 日)
2) 片岡弥恵子: DV と周産期医療. 周産期医学. 2008; 58 (5): 607–612.

Column 1

「特定妊婦」

❶ 特定妊婦とは

特定妊婦とは，児童福祉法において定義された，出産後の養育について出産前から支援を行うことが特に求められる妊婦のことである．「子ども虐待による死亡事例等の検証結果等について（第６次報告）」の用語解説によると，妊娠中から家庭環境におけるハイリスク要因を特定できる妊婦であり，具体的には，不安定な就労等収入基盤が安定していないことや家族構成が複雑，親の知的・精神障害などで育児困難が予測される場合で，妊娠届が未提出であったり妊婦健診が未受診であったりする場合があるとされている．これらの背景因子は，妊娠～育児期のメンタルヘルスに問題が生じるリスク因子と重複しているものが多く，周産期領域においては，メンタルヘルスに問題を抱えた妊婦を特定妊婦の一環として支援するのが効果的である．

❷ 特定妊婦の情報提供

特定妊婦の抱える課題に対応するためには，妊婦等自身からの相談を待つだけでなく，地域行政機関から積極的にアプローチすることが必要かつ有用であるとの趣旨から，2016年に「児童福祉法の一部を改正する法律」が施行され，特定妊婦を含む要支援児童等に接する機会の多い，病院，診療所，児童福祉施設，学校等がこれを把握した場合には，その情報を市町村に提供するよう努めなければならないとされた．これにより児童虐待防止等のための市町村に対する情報提供は個人情報保護法に規定する「法令に基づく場合」に該当し，本人の同意がなくても個人情報保護法違反には該当しないこととなった（p63）．

可能であれば，妊産婦に情報提供によって地域行政から支援を受けることのメリットを説明し，妊産婦の同意を得てから情報提供することが理想である．しかし，育児について危惧される妊産婦ほど支援を拒否する傾向にあり，同意を得ることが困難である．そのような場合は，報告時に本人の同意がない旨を必ず伝え，地域行政介入の際に十分配慮してもらえるようにすることが望ましい．

❸ 特定妊婦に対する入院助産

2019年，経済的問題等を抱える妊産婦が本来受けられるべき入院助産制度による助成を受けることができなかった事例が散見されたことから，厚労省母子保健課長通知「児童福祉法第22条の規定に基づく助産の円滑な実施について（2019年）」が発出され，各自治体窓口等で入院助産制度の周知が徹底されることに加えて，各自治体で入院助産が必要と判断された特定妊婦や，DV等に関連して同一世帯の扶養義務者から生計上の支援を受けられない妊婦等も入院助産の対象とできることとなった．産科医療機関で対象となりうる妊婦を把握した場合は，入院助産申請について支援する．

3．母子の関係性

(1) 母子の情緒的絆（ボンディング）の形成とその障害

養育者から子どもへの情緒的絆—ボンディングは出産直後の接触に始まり交流を重ねるごとに強まる「愛おしさ」，「守りたい」，「親密さ」などの肯定的な感情として表現される．ボンディング形成の過程で生じる心理的困難は周産期のメンタルヘルスにおける重要な問題の一つである．ボンディング障害は養育者に心理的苦痛や育児困難感を生じ，さらにうつ病などの精神疾患や心理社会的逆境が併存することにより不適切養育のリスクが高まるなど養育者のウェルビーイングと子どもの安全な育ちに影響を及ぼす．産科医療のみならず母子保健，精神保健および児童福祉の多領域が協働した包括的な支援および予防的介入が望まれる．

1）ボンディングとその形成不全の定義: ボンディング（Bonding または Mother to Infant Bonding）とは，母親—養育者から子どもへの情緒的絆を育てる過程であり，出生後の最初の週から 1 年間の成長の過程で形成される．子どもと接触することで生じる母親の感情の変化として定義される．情緒的な絆が形成されるタイミングには個人差があり，乳児との接触を制限されるような状況により時期が遅れる場合もある．

ボンディングの形成不全（Bonding Failure または Bonding Disorder）とは，養育者から乳幼児への情緒的絆—肯定的感情が欠如した状態の持続および怒りや拒絶などの否定的な感情により，乳幼児の養育に必要な授乳や抱っこ，スキンシップなどの親密なケアや交流が困難となる状態である．重度のケースでは育児場面を回避して放置したり，乳幼児に対する暴言や攻撃的な関わりなど不適切養育のリスクの高い状態に至る．妊娠期の胎児に対するボンディング形成の過程でも障害はみられ，怒りや拒絶の感情を訴え，死産を望んで自己破壊的な行動をとる胎児虐待の事例がある．

2）育てづらさへの気づきとスクリーニング: 赤ちゃんに否定的な感情を持つことは養育者自身や周囲にとって受け入れにくいことであるため自ら訴えることは少ない．ボンディングの形成不全の状態にある養育者では，赤ちゃんに対して親密な絆の感情が持てず，「自分の子であると感じられない」と訴えたり，「腹立たしい」「こんな子でなかったら」「離れたくなる」などと表現される怒りや拒絶の感情がみられる．助産師，保健師による妊産婦の健診や家庭訪問の場面で，自己記入式の質問票や母子健康手帳の中の育児感情についての所定の質問項目への回答をチェックすることは有効なスクリーニング法である．赤ちゃんへの気持ち質問票（Mother to Infant Bonding Scale）は親密な絆の感情の欠如，怒りや拒絶の感情を評価する 10 項目の簡便な自己質問紙である．日本語版は本マニュアルにも収載されており，国内の産科医療や母子保健など周産期メンタルヘルスケアの実践の場で広く用いられている．具体的な方法は，助産師，保健師による産婦健診や新生児訪問などの場面で赤ちゃんへの気持ち質問票を予め配布して記入を依頼する，または母子健康手帳の中に育児感情についての所定の質問項目（育児を楽しめているか，育児ストレスなどについて）があれば，その回答をチェックする．チェックに引き続いて，養育者にとっての開示しづらさに配慮した傾聴の態度による問診により，赤ちゃんへの気持ちをありのままに語る機会が得られる．養育者の語りから，赤ちゃんへ否定的な感情を持ちながら子育てを行っている育児困難の状況を理解することが支援関係を構築する糸口となる．ボンディングの形成不全の診断基準は確立されていないが，不適切養育のリスクとなる重要な臨床的問題であるため，困難度や緊急性を判断する必要がある．産後1か月までの早期では大多数の女性が赤ちゃんへの気持ち質問票のほとんどの項目について否定的感情はないと回答する．3点以上の場合，臨床的問題となる程度の絆の感情の形成不全があると判断出来る．時間経過により絆の形成不全を判断する至適な区分点は異なるとの報告もある．肯定的な情緒的絆の感情が乏しい状態のみであれば，時間経過と共に赤ちゃんとの交流の経験を重ねることで改善する傾向がある．

3）関連要因の包括的なアセスメント：　ボンディングの形成不全の背景には，主な心理社会的リスク要因として予期せぬ妊娠／計画していない妊娠，パートナーからの暴力，幼少期の不適切養育および妊娠出産に関連する外傷的体験がある．子ども側の要因として乳幼児の疝痛（コリック），夜泣きや睡眠の問題，口唇口蓋裂なども慢性的な育児ストレスを生じ赤ちゃんへの否定的な感情を高める場合がある．うつ病などのメンタルヘルスの問題もしばしばみられる．ボンディング形成を促す要因としては，養育者と子どもとの身体的・情緒的接触および養育者への社会的サポートに大別される．これらの阻害要因と促進要因の包括的なアセスメントにより支援計画を策定する．

4）多職種協働による支援：　妊娠期から女性が自分への社会的サポートがあると認識していることは，うつ病などのメンタルヘルスのみならず出産後のボンディング形成不全に対しても保護的効果がある．助産師，産科医，保健師からメディカルスタッフまでを含む多職種による子育て支援や見守り，母親への精神面支援などの切れ目のない支援の提供により社会的サポートを強化することが全ての事例を通じたファースト・ステップの予防的介入となる．

養育者が育児の継続と否定的な絆の感情の改善を望む場合には，精神科医によるメンタルヘルスの問題の評価や治療と並行して，メディカルスタッフも加わって母子単位への精神療法的介入がなされる．ボンディング形成に焦点づけた治療の開始については，予期せぬ妊娠／計画していない妊娠や配偶者間暴力などが背景にある場合，妊娠中から強い情緒的拒絶を示している場合，および精神症状による生活機能不全が大きい場合は治療の合意や動機づけが得られにくいため慎重を期す．このような場合には家族や親族を含めた養育の支援や母子保健機関や児童福祉機関が仲立ちしての代替養育の提供など，母児の安全確保の観点からの環境調整を優先する．

(2) 子どもの育ちのプロセスとよくみられる育児不安

英国の小児科医 Winnicott が述べたように，赤ちゃんと母親は，単独では存在せず，常に一緒に考えなければ意味をなさない[1)]．新生児にコミュニケーションの力があってもそれに応える親がいなければ相互作用は生まれない．Stern は，母親が新生児の視覚的，音声的な行動を真似る姿を観察し，お互いがお互いの内的状態に合わせようとする「情動調律」がみられると指摘している．また，女性は，赤ちゃんが生まれればすぐに母親になるわけではなく，わが子との間接的，直接的交流を通して，徐々に変化していく母親としてのアイデンティティの重要性についても述べている[2)]．子どもの育ちには，子どものみならず，親の要因，そして親子の関係性が影響する．子どもの育ちは胎児期から始まっているため，妊娠中から親子を見据えた関わりが重要である．

1) 胎児期・妊娠期

胎児の自発運動は妊娠 10 週前後からみられ，感覚機能の触覚は受胎後 7.5〜18 週，味覚・臭覚は 12〜14 週，聴覚は 20〜24 週，視覚は 23〜25 週（対光反射は 30〜35 週）から発達する[3)]．胎児は，母親の声を聞き，動きを感じ，自分の体を動かしたり，刺激に反応したりしている時の体験を通して，母親のこころの状態を感じ取っているとされる[4)]．

母親は胎動を感じ始めると，それまで外からみた存在であった胎児の存在を自分の内側に感じ始める心理的変化が起こる．特に妊娠確定や胎児エコーは，胎児の存在が意識化されやすい．母親は妊娠中から，お腹にいる子どものこと，母親としての思いや出産後の生活について，理想も含めた想像を巡らせて，期待や不安を抱く．Winnicott[1)]は，この現象を“原始的没頭”と述べ，妊娠後期から出産後にみられる母親の赤ちゃんへの関心の増加や赤ちゃんとの対面を期待する心の動きについて述べている．

また妊娠中の女性は，自分の母親との関わりを振り返ることが多くなる．この時期は，自らの母子関係の振り返りの中で，新しい関係作りに必要な修復作業が可能な時期でもある．新しい赤ちゃんとの関係のスペースを作るために，今までの夫婦や家族の関係も変化することで妊娠中は精神的に不安定になりやすいが，それはごく自然な反応である[5)]．妊娠中の赤ちゃんや自分自身のよいイメージは，産後の赤ちゃんとのよい関係に関連するとの報告もある[6)]．

妊婦の抑うつや不安は，その子どもの学力低下[7)]や問題行動などと関連することが指摘されており，これらの影響は思春期まで続くと報告されている[8,9)]．加えて，家族の死や災害，戦争，家庭内暴力などの妊娠期のストレスも，生まれてくる子どもの長期的予後に影響するという胎児プログラミング仮説も提唱されている[10)]．妊娠期からの母親のメンタルヘルスと母親を取り巻く環境が，生まれてくる子どもの将来の発達に影響をおよぼす重要な要因になっている．

2）誕生・出産時

出生時には，子どもは高い感覚機能が備わっている．これらの感覚を通して，心地よさなどの感情と知覚を統合しながら，自分の世界を学んでいく．Stern は，一つの知覚様式から受信した情報を別の知覚様式に変換する能力を無様式知覚[4)]と呼び，子どもには相手の気持ちを敏感に察知する力があり，親の情緒の変化や緊張を感じ取り，その情動に調律して，同じように緊張したり落ち込んだりするといわれている．新生児は，すでに社会性をもっており，人の顔に好んで反応し，親とのやりとりを通じた関係性の中でこころを豊かにしていく．新生児は，自分に向けられた関わりを敏感に感じとる．胎児のときから知っている親の声を聞くことなどは，子どもにとって安心感へとつながる．

周産期の場で，早期からの親子関係の構築を支援することは，後の関係性障害の予防にもつながる．周産期の親子を支援していくうえで重要なことは，親の子育てのストレスを一世代だけで考えず，世代間にまたがる体験としてとらえることである．実母との関係や親の育ちも語られる準備があり，その体験が今の子育てにどう影響しているか，どう変化していけるかを一緒に考えていくことができる環境が，親子の関係性の健全な構築の支援につながる．

3）子どもの育ちと育児不安

子どもの泣きは親とのコミュニケーションのひとつである．母親は，その泣きの意味を模索しながら子育てしていくが，子どもの泣きが激しかったり，なだめにくかったりすると親の疲労や自信低下へとつながる．特に，親の不安が高いと子どもの泣きを子どもの何らかの不調のサインと読み，慌て心配することもある．子育て中に母親の過去の虐待などの辛い未消化な経験が蘇り，恐怖や不安として現れる様を「赤ちゃん部屋のお化け」とフライバーグは説明している[11)]．親が過去に辛い体験をした年齢に子どもが近づいてくると，その体験が思い出されることもある．子育てをしている中で，親自身の親子関係を振り返ることも多いため，子どもに対する親の不安や心配は注意して聴き，支援していくことが望まれる．

子どもは，生後 5〜6 か月頃になると見慣れている養育者に対しては笑顔を見せ，見慣れない人には緊張するようになる．さらに 8 か月頃には見知らぬ人に対しては，顔をそむける，泣く，母親にしがみつくなどの回避反応をしめす人見知りがみられる．このような特定の親と子の結びつきによって，子どもは自分の訴えや要求に応えたり，欲求を満たしてくれる親（養育者）への愛着（アタッチメント）を形成し，養育者の後をついて回ったり，離れると泣き，そして愛着の対象である養育者からなだめてもらうと安心する．この信頼関係が，子どもの探索行動を可能とし，子どもが親（養育者）を「安全基地」としながら探索を繰り返していくことで世界が広がっていく（Bowlby）．安全で守られた環境の中で，子どもの心も豊かに発達していく．その過程で，人見知りや後追い等，親への負担が大きくなる時期もある．しかし，このしがみつきは将来の子どもの心の発達の肥やしになっていくものであり，子どもの発達に合わせた理解と対応が不可欠である．

親が子どものニーズを汲み取り，ほどよく応じることができる存在として機能するためには，子どもの育ちと親のメンタルヘルス，そして両者の関係性を同時にみていくことが大切になってくる．

1）Winnicott DW. Primary maternal preoccupation. In Through pediatrics to psychoanalysis. Basic Books, New York, 1956.

2）スターン, D. N., スターン, N. B., フリーランド, A.（著），北村婦美（訳）: 母親になるということ 新しい「私」の誕生．創元社．2012.

3）Lecanuet & Schaal. Fetal sensory competencies. European Journal ofObstetrics, Gynecology, and Reproductive Biology. 1996; 68: 1-23.

4）スターン, D. N.（著），小此木啓吾，丸田俊彦，神庭靖子，神庭重信（訳）: 乳児の対人世界 理論編．岩崎学術出版社．1989.

5）Trad PV. On becoming a mother: In the throes of developmental transformation. Psychoanalytic Psychology. 1990; 7: 341-361.

6）Huth-Bocks AC, Levendosky AA, Bogar GA, et al. The impact of maternal characteristics and contextual variables on infant-mother attachment. Child Development. 2004; 75（2）: 480-496.

7）Evans J, et al. The timing of maternal depressive symptoms and child cognitive development: a longitudinal study. J Child Psychol Psychiatry. 2012.

8）Gentile S. Untreated depression during pregnancy: Short- and long-term effects in offspring. A systematic review. Neuroscience. 2017; 342: 154-166.

9）Jarde A, et al. Neonatal outcomes in women with untreated antenatal depression compared with women without depression: A systematic review and meta-analysis. JAMA Psychiatry. 2016.

10）Glover V. Maternal depression, anxiety and stress during pregnancy and child outcome; what needs to be done. Best Pract Res Clin Obstet Gynaecol. 2014; 28（1）: 25-35.

11）シリラ, J. J., ウェザーストン, D. J.（編），廣瀬たい子（監訳）: 乳幼児精神保健ケースブック　フライバーグの育児支援治療プログラム．金剛出版．2007.

12）ジョン ボウルビィ（著），John Bowlby（原著），二木　武（監訳）: 母と子のアタッチメント　心の安全基地．医歯薬出版．1993.

Column 2

新生児行動評価（NBAS）と新生児行動観察（NBO）

新生児行動評価（NBAS）と新生児行動観察（NBO）は，Harvard大学の小児科医T. Berry Brazeltonらによって開発された．NBASは，生後2か月までの新生児の神経行動の評価法であり，NBOは生後3か月までの親子関係支援の介入ツールである．

NBASの項目は，自律神経系，運動系，状態系，相互作用系を通して，新生児の適応行動の個性的な特徴をみることができる28の標準的項目，20の反射項目と7つの補足的項目からなる．具体的には刺激への慣れ，新生児の人や物への反応，人への抱かれ方，泣いたときのなだめられ方，原始反射等の項目であり，約20分で新生児の“最良の行動反応”を評価していく．

NBOは，新生児期から始まる新生児と親の関係性を強化するために役立つ，NBASから抽出された18項目からなる．新生児がどのような行動を使って周りの人とコミュニケーションをとっているかを，親と一緒に観察するものであり，親子にみられる強み（例えば子どもの力強さや親の応答性の良さなど）に重きを置いたアプローチに基づいている．臨床現場での使いやすさが考慮されており，新生児と親が相互交流できるタイミングを見極めながら実施する等，両者の状態や状況に合わせた柔軟な対応が可能である．新生児の個々のユニークな能力を実施者と一緒に数分から20分程度の観察から得ていくことで，親子の間の良好な絆を促進することを目的とする．

具体的には，新生児がボールを追視する様子，人の顔や声に注目する様子，親の呼びかけに振り向く様子等の新生児の行動を実施者が言葉にして描写しながら，親自身が子どもの能力に気づけるように一緒に観察する．親の評価や指導はせず，親自身が楽しくわが子の様子を感じられるよう設定されている．親が，わが子の人や物への反応の仕方を発見し共有することで，わが子への関心が高まり，わが子の行動の特徴をつかむと，その後の相互交流が促されていく．教えられた手技ではなく，発見，実感した体験は残りやすく，親の自信にもつながる．

早産や低出生体重で生まれた新生児の示すサインは小さかったり，反応速度が遅かったりするため，親がそのサインを見逃していたり，気づいていても否定的に解釈していることもある．NBOでは，子どもの反応を実施者と一緒にゆっくりと確認できるため，子どものサインを発見しやすく，親の解釈の修正や傷つきの回復のきっかけになることもある．

NBOは，様々な臨床的・文化的環境や，多様な課題に直面している家族に対して有用である．NBOを用いた研究では，乳児の6か月時点での認知機能と適応機能の向上（McManusら，2020），母子の関わりの強化との関連（McManusとNugent，2012; Nugentら，2017），親の乳児のコミュニケーションキューへの応答の強化（Kristensenら，2020; Høifødtら，2020）等がある．また，母親の産後うつ症状の減少を示した研究（McManusら，2020; Nugentら，2014）では，NBOが初産婦の産後うつ症状を予防する上で有効な介入手段になり得ることを示唆している．新生児と家族への関わりにおいて，NBO 実施者は，より高い自信を示した報告もある（McManus と Nugent，2011）．

日本に NBAS と NBO のトレーニング・サイトがある．医師，助産師，看護師，心理職，理学・作業療法士等の多職種の専門家がトレーニングを経て，病院，診療所，家庭訪問等の場で使用できる（NBO 研究会）．

参考資料

・Brazelton TB，Nugent JK（編著），穐山富太郎（監訳），大城昌平，川崎千里，鶴崎俊哉（訳）: ブラゼルトン新生児行動評価 原著 3 版．医歯薬出版．東京．1998.
・Nugent JK, et al. Understanding newborn behavior and early relationships: The Newborn Behavioral Observations（NBO）system handbook. Paul H Brookes Publishing. Baltimore. 2007.
・NBO 研究会（NBO 研究会 ホームページ https: //www.nbo-japan.com/）（文中の文献，NBAS/NBO のトレーニング情報はホームページを参照）
・McManus BM, Blanchard Y, Murphy NJ, et al. The effects of the Newborn Behavioral Observations（NBO）system in early intervention: A multisite randomized controlled trial. Infant Ment Health J. 2020; 41(6): 757-769. https: //doi.org/10.1002/imhj.21882
・McManus BM, Nugent JK. A neurobehavioral intervention incorporated into a state early intervention program is associated with higher perceived quality of care among parents of high-risk newborns. J Behav Health Serv Res. 2014; 41(3): 381-389.
・J. Kevin Nugent JK, Bartlett JD, Von Ende A, et al. The effects of the newborn behavioral observations（NBO）system on sensitivity in mother-infant interactions. Infants and Young Children. 2017; 30(4): 257-268.
・Kristensen IH, Vinter M, Nickell IK, et al. Health visitors' competences before and after implementing the newborn behavioral observations（NBO）system in a community setting: A cluster randomised study. Public Health Nurs. 2019 ; 36(6): 856-862. doi: 10.1111/phn.12658.
・Høifødt RS, Nordahl D, Landsem IP, et al. Newborn Behavioral Observation, maternal stress, depressive symptoms and the mother-infant relationship: results from the Northern Babies Longitudinal Study（NorBaby）. BMC Psychiatry. 2020; 20(1): 300. doi: 10.1186/s12888-020-02669-y.
・Nugent JK, Bartlett JD, Valim C. Effects of an infant-focused relationship-based hospital and home visiting intervention on reducing symptoms of postpartum maternal depression: A pilot study. Infants and Young Children. 2014; 27: 292-304.
・McManus BM, Nugent JK. Feasibility study of early intervention provider confidence following a neurobehavioural intervention for high-risk newborns. Journal of Reproductive and Infant Psychology. 2011; 29: 395-403.

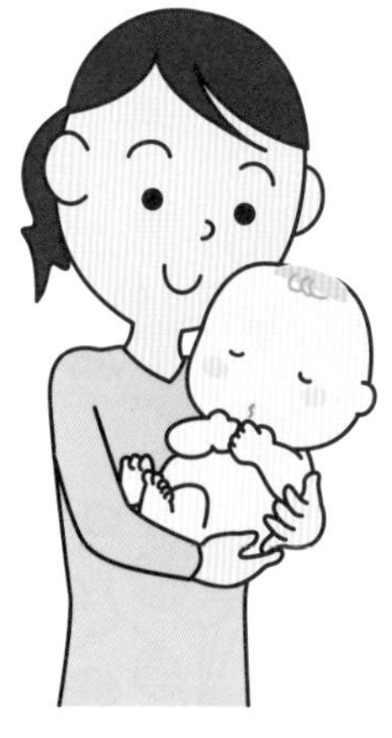

Column 3

周産期における喪失（ペリネイタル・ロス）

流産，死産，新生児死亡等，周産期には多くの喪失がある．周産期に赤ちゃんを亡くす体験は，大きな心の揺れを引き起こし，時には重度のうつや自殺につながることもあるため注意が必要である．

妊婦は出産前からすでに赤ちゃんとの心の結びつきが始まっており，ペリネイタル・ロスを愛着理論から理解することが必要である[1]．心のケアを担うスタッフは，すでに築き上げてきた赤ちゃんとの関係をしっかりと感じ，赤ちゃんの存在を大切にしながら，出会いと別れに寄り添っていくことが必要である．英国の産前産後のメンタルヘルスに関してのガイドライン[2]でも，ペリネイタル・ロスに対するケアに触れており，SANDS Guideline[3]には具体的なケアの内容について明記されている．

出産後，流産後，中絶後の自殺の報告では，イタリアとフィンランドで，分娩後の自殺率より中絶後や自然流産後の自殺率が高いことが示されている[4,5]．また，妊娠が確定してから 1 年以内に，妊娠の喪失を経験した女性は，出産した女性に比べて 2 倍以上の確率で自殺しているとする報告がある[6]．妊娠中の喪失を経験するたびに自殺のリスクが上昇するとされている．流産や中絶後は，産科的診察が終わると次の妊娠まで産科に来ることはないかもしれない．だからこそ女性たちの心のケアを担える精神科や心理職等との連携が必要であり，産科スタッフからこのような妊婦の情報を受けて，切れ目ない支援につなげる工夫が求められる．

喪失体験を引きずったまま次の妊娠や子育てに進むと，精神的負担が強くなり，次に生まれた子どもに向き合えなくなることもあるため注意が必要である．特に過去に流産や死産を体験した同じ週数に差しかかる時や子どもが亡くなった季節になると精神的に不安定になりやすいことにも留意して，見守りやケアを行うことが重要である．

周産期のメンタルヘルスケアとして，現在の妊娠のみならず，女性が抱える精神的負担や悩みを相談できる窓口として，産科や精神科，地域の社会資源等との連携が望まれる．

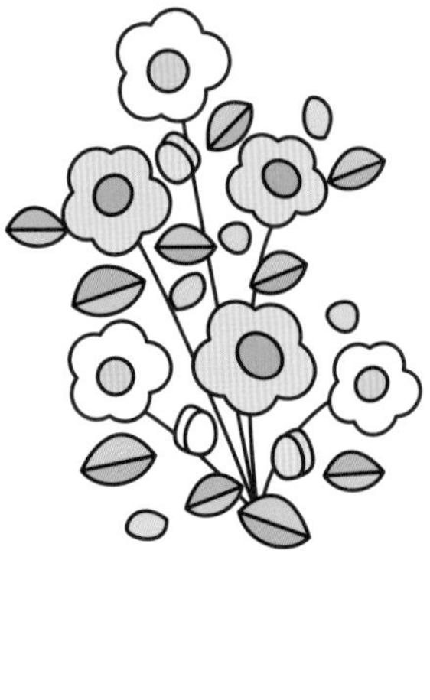

文献

1) Robinson M, Baker L, Nackerud L. The relationship of attachment theory and perinatal loss. Death Stud. 1999; 23 (3): 257-270.
2) NICE|The National Institute for Health and Care Excellence. Antenatal and postnatal mental health: clinical management and service guidance. Clinical guideline [CG192] Published date: 17 December 2014 Last updated: 11 February 2020.
3) SANDS Guideline. Pregnancy Loss and the Death of a Baby: Guidelines for professionals 4th edition. 2016.
4) Lega I, Maraschini A, D'Aloja P, et al. Maternal suicide in Italy. Arch. Womens Ment. Health. 2020; 23: 199-206.
5) Gissler M, Hemminki E, Loonqvist J. Suicides after pregnancy in Finland. 1987. 94: Tegister linkage study. BMJ. 1996; 313: 1431-1434.
6) Reardon DC, Thorp JM. Pregnancy associated death in record linkage studies relative to delivery, termination of pregnancy, and natural losses: A systematic review with a narrative synthesis and meta-analysis. SAGE Open Med. 2017 Nov 13; 5: 2050312117740490.

Column 4

院内子ども虐待対応チーム

❶ 院内子ども虐待対応チームとは

医療機関においては，子どもの症状や状態等から虐待を疑うような事例に出会うことがある．子どもへの虐待や不適切な養育が疑われるケースに対して，多職種で対応することを目的に組織されるのが「院内子ども虐待対応チーム」である．名称は機関によってさまざまであるが，その意義としては一般社団法人日本子ども虐待医学会の公認マニュアルであるCPT（Child Protection Team）マニュアルに以下の6つが挙げられている．①(実務的にも精神的にも）主治医の負担を軽減し，役割分担をする．②病院として責任をもつ(主治医だけの責任としない)．③病院の中で，虐待対応に対する知識を結集する．④虐待の診断に必要な検査や取り組みを提案する．⑤他科（多科）連携をスムーズにする．⑥院外連携（医療機関連携・地域機関連携）をスムーズにする．また，多職種のチームとして機能することで，多様な視点からケースについて検討することができ，より適切に対応することが可能となる．

❷ 周産期スタッフが加わることの重要性

厚生労働省の「子ども虐待による死亡事例等の検証結果等について（第16次報告)」では，死亡事例全体の40.7%を0歳の新生児が占めることが報告されている．また，1次報告から16次報告を踏まえた「子ども虐待による死亡事例等を防ぐためのリスクとして留意すべきポイント」（p19）の中では，養育者の側面として，周産期に関係した項目が提示されている（予期せぬ妊娠/計画していない妊娠，若年妊娠，産後うつ等の精神疾患や抑うつ等)．子ども虐待を防ぐためには，養育が心配される家庭に早い段階で気付き，適切に対応していくことが重要となる．周産期に関わるスタッフは，周産期の女性やそのパートナー，実父母等の育児に関わる家族と接する機会が多く，場合によっては地域保健師等の母子保健の担当者と情報を共有することもあり，不適切な養育のリスクを早期に察知できる立場にある．また，精神科医療へとつながっていない周産期の女性のメンタルヘルスや子どもへのボンディングに関しても妊産婦健診で用いる自記式の質問票等を通して気付きやすい．そのため，子ども虐待対応チームに周産期スタッフが加わることで，リスクのある家庭の情報が早い段階で共有され予防的介入に活かされることが期待される．子ども虐待対応チームで情報を共有することにより，リスクのあるケースを周産期スタッフだけで抱え込むことなく，その家庭に望ましい支援を多角的な視点から検討し，そのために必要な他科・他機関との連携がとりやすくなる．それぞれの適性に応じてチームの中で役割分担をすることも可能となる．子ども虐待を予防するという観点からも周産期スタッフがチームの中で果たす役割は重要である．

III 妊産婦メンタルヘルスを支える仕組み

1．多職種協働連携チームの必要性

妊娠～育児期におけるメンタルヘルスの問題は，10～15％の頻度で誰にでもおこりうる．日常生活に大きな支障をきたすような重症といえる妊産婦はできるだけ早く精神科医に紹介する必要があるが，メンタルヘルスに問題を抱えた妊産婦をすべて精神科医に紹介することは，精神科医に多大な負担をかけることにもなり非現実的である．一方で，妊娠～育児期のメンタルヘルスの問題は，医療者側から積極的にアプローチすることで早期発見が可能であり，また，妊娠・育児のこころの負担を増すような社会的要因が関連していることが多いため，これらを支援・解決することによって，妊産婦はこころの負担が軽減し，妊娠や育児に向かい合えるようになることが期待できる．

妊産婦のこころの負担となる社会的要因を支援することは医療者だけでは不可能であり，一方，医療者からのアプローチがなければ，必要な支援者が介入することやその内容や効果を評価することができない．

メンタルヘルスに問題を抱える妊産婦は，その症状を訴えることはあっても，個人の抱える社会的問題に対する支援を自ら求めない傾向にある．そのため，医療者（初診時の問診や保健相談）あるいは地域行政（母子健康手帳発行時の行政窓口，時に妊娠前から地域行政の母子保健あるいは児童福祉担当者に要支援者として認識されている場合がある）が積極的に要支援妊産婦を把握する必要がある．

以上より，メンタルヘルスに問題を抱えているが重症化に至っていない多くの妊産婦に対して，地域行政を含めた多職種協働連携チームによる支援が求められる．

多職種協働連携チームは，地域行政や精神科・小児科とも連携しながら，妊産婦の適切な支援内容について定期的に協議し共有する．重要なことは，妊産婦のメンタルヘルスの評価に基づいた精神状態や機能障害の重症度の把握，問題の内容や重症度に応じた各領域での役割分担と連携の方法を明確にすることである．そのためには，継続的な研修会による多職種スタッフのスキルアップと連携の維持，各地域でのスーパーバイザーの存在，地域の実情に即した先まで正確に把握できるフローチャートの作成などを実践し，問題を抱えた妊産婦を地域全体で見守る姿勢が必要である．

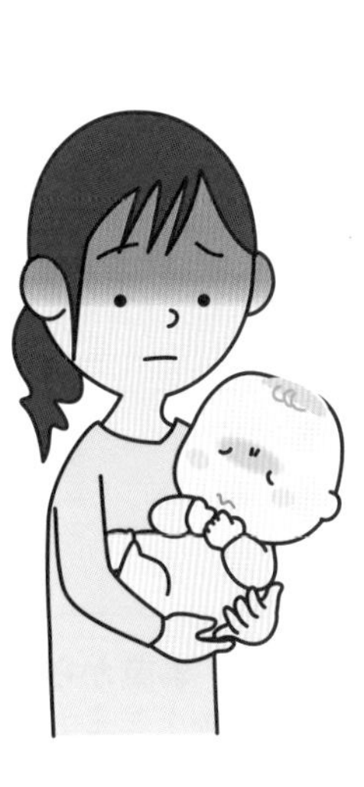

2. 妊産婦に対する支援の枠組み

現在，市区町村では母子保健の基本的な仕組みに対して，妊娠期からの切れ目のない支援を目的とした支援事業や体制の拡充が進められている．市区町村は，妊産婦支援として母子保健分野だけではなく，子育て支援分野と児童福祉分野も含めて妊産婦にサービスを提供している．都道府県は，児童虐待の防止および母子保健施策の推進等の立場から，市区町村を含めた関係機関との調整を行い施策推進の旗を振っている．国の法的な枠組みは全国同一であるが，市区町村や県によって，具体的な取り組みや組織などが異なるので，必ず地域情報を得ることが必要である．また，行政の制度や組織は度々変更されるので，新たな情報を毎年得て更新することも大切である．

(1) 事業からみた妊産婦を支援する仕組み 図1

妊産婦を支える事業として，母子保健法に基づく事業以外に，児童福祉法に基づく子育て支援事業，子ども子育て支援法に基づく利用者支援事業などを含めて妊産婦支援を行うようになった．

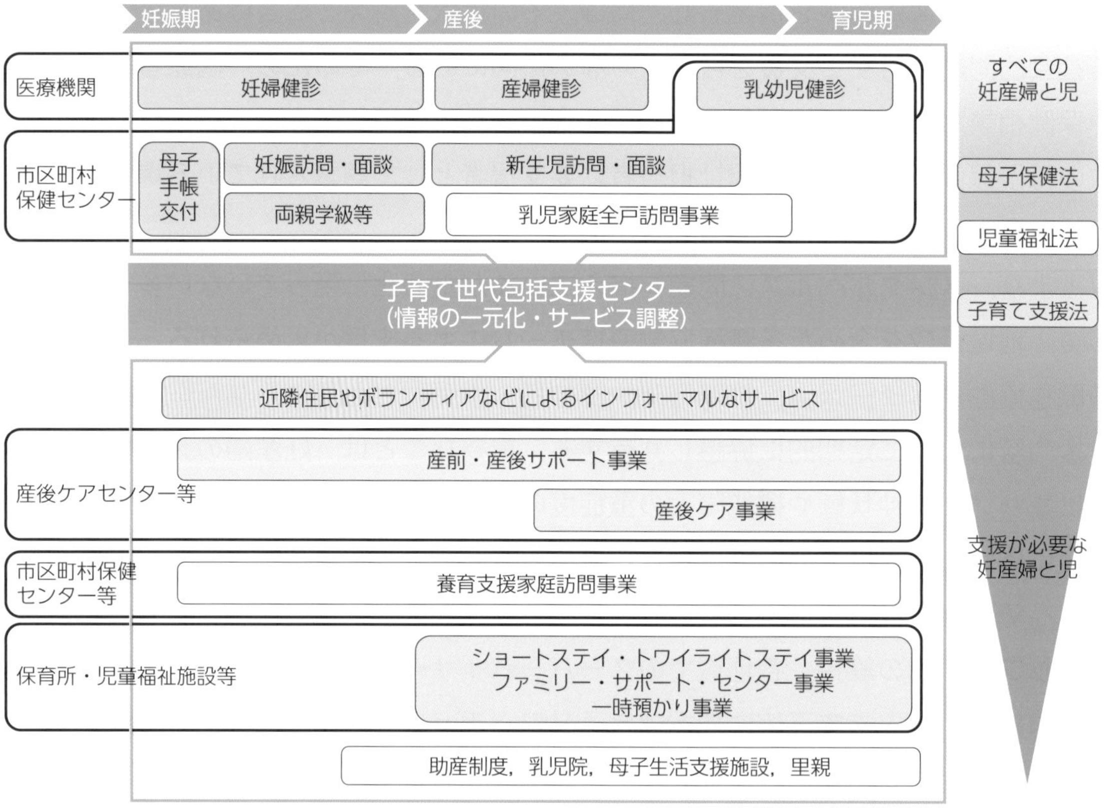

著者作成

図1 事業から見た妊産婦を支援する仕組み
(出産後1年までの主な事業)

JCOPY 498-16022

1）母子保健法に基づく主な事業

① 母子健康手帳の交付: 妊娠の診断を受けた妊婦は，市区町村に妊娠届出を行い，母子健康手帳と妊婦健診の助成券を交付される．多くの市区町村では，届出時に保健師等が面接・相談を行い，支援の必要性を判断してサポートに繋げている．

② 妊婦健康診査: 妊婦健診は産科医療機関で，国が示した「望ましい妊婦健診の基準」に基づいた健診時期，回数，内容で行われている．以前は，全妊婦に対して 2 回の妊婦健診の公費助成であったが，2008 年から公費助成の拡充が進められ，現在は 14 回程度の公費助成が行われている．

③ 産婦健康診査: 2019 年度から，国が示した以下の 3 要件が整えば，産婦健診も 2 回の公費助成が可能となり，市区町村は公費助成に取り組むようになった．

・産婦健診で，母体の身体的機能の回復，授乳状況及び精神状態の把握等を行う．
・産婦健診の結果が産婦健康診査を実施する病院，診療所及び助産所から市区町村へすみやかに報告される体制を整備する．
・産婦健診の結果，支援が必要と認められる産婦に対して，産後ケア事業による支援を行う．

妊産婦健診の受診率は高率であり，妊産婦健診の機会を最大限に生かして，きめ細やかで，切れ目のない支援が行われることが重要である．

④ 乳幼児健康診査: 市区町村には 1 歳 6 か月児及び 3 歳児健康診査の実施義務があり，その他の乳幼児も必要に応じて実施することになっている．実際には 3～4 か月健診と 9～10 か月健診が広く行われている．実施場所（行政・医療機関）や方法（集団・個別）などは市区町村によって異なる．乳幼児健康診査では，保健師などによる予診，医師，歯科医師の診察を経て，保健師，栄養士，助産師などによる個別指導や集団指導を行っている．健診後対応として，精密検査紹介だけではなく，支援が必要な母子に家庭訪問や地域資源利用の助言などが行われる．

⑤ 妊産婦と乳幼児の訪問指導: 市区町村は，妊産婦，新生児，乳幼児，低出生体重児等の家庭を訪問し，妊産婦と児の健康管理，乳幼児の育児，授乳方法などについての相談・助言を行っている．都道府県保健所は，保健所機能として市区町村支援の役割があり，精神疾患患者や特定妊婦等に対して，市区町村と連携して支援を行う場合がある．妊婦訪問は，働く女性の増加などの理由により，平成 30 年度実施率は 4.3％と低いが，出産後の家庭訪問は，後述の乳児全戸訪問事業の開始もあって，実施率は 80.0％と高い[注)]．

注）妊婦訪問指導数及び産婦訪問指導数（平成 30 年度地域保健健康増進事業報告）を，出生数（平成 30 年度人口動態調査）で除して，実施率とした．

⑥ 産前・産後サポート事業[1]: 子育て世代包括支援センターの利用者で，身近に相談できる者がいないなど，支援を受けることが適当と判断された妊産婦等が対象である．妊娠・出産や子育てに関する悩みを抱える妊産婦等に対し，助産師等の専門職または子育て経験者やシニア世代の人たちなどによって，気軽に話し相手になって相談に応じるなどの支援を行う．妊産婦の孤立を防ぐソーシャル・キャピタルの役割を担っている．

⑦ 産後ケア事業[1]: 産後ケアを必要とする出産後 1 年を経過しない女子及び乳児に対して，短期入所，通所又は居宅訪問の形態により，助産師等が心身のケアや育児のサポート等（産後ケア）を行う．2019 年の母子保健法改正により，市区町村に実施の努力義務が課せられたため，取り組む市区町村が増えている．

⑧ その他: 市区町村は虐待防止の観点から，母子の安全の確認のために，母子健康手帳交付時面接の充実，出生後の訪問指導の充実・強化，健診未受診者の把握と受診勧奨などに取り組んでいる．

2）児童福祉法に基づく主な事業

① 乳児家庭全戸訪問事業: 生後 4 か月までの乳児のいるすべての家庭を訪問し，子育て支援に関する情報提供や養育環境等の把握を行う．市区町村では母子保健担当課で行っている場合が多い．

② 養育支援家庭訪問事業: 乳児家庭全戸訪問事業や乳児健診などにより把握した保護者の養育を支援することが特に必要と判断される家庭に対して，保健師・助産師・保育士等が居宅を訪問し，養育に関する相談支援や育児・家事援助などを行う．

③ 地域子育て支援拠点事業: 子育ての孤立の防止と不安感の軽減を図ることを目的に，公共施設や保育所，児童館等の地域の身近な場所で，乳幼児のいる子育て中の親子の交流や育児相談，情報提供等を実施している．

3）子ども子育て支援法に基づく主な事業

① 子育て短期支援事業: 母子家庭等が安心して子育てしながら働くことができる環境を整備するため，一定の事由により児童の養育が一時的に困難となった場合に，児童を児童養護施設等で預かる短期入所生活援助（ショートステイ）事業と夜間養護等（トワイライトステイ）事業がある．

② 子育て援助活動支援事業（ファミリー・サポート・センター事業): 乳幼児や小学生等の児童を有する子育て中の労働者や主婦等を会員として，児童の預かり等の援助を受けることを希望する者と援助を行うことを希望する者との相互援助活動に関する連絡，調整を行う．

③ 一時預かり事業: 家庭において一時的に保育を受けることが困難になった乳幼児に

ついて，保育所，幼稚園その他の場所で一時的に預かり，必要な保護を行う．

4）その他の制度等

① 要保護児童対策地域協議会

要保護児童対策地域協議会は，児童福祉法に基づき，関係機関等の間で，要保護児童の適切な保護または要支援児童や特定妊婦への適切な支援を図るために必要な情報の交換と支援内容の協議を行う組織である．

協議会は，各市区町村と児童相談所において開催されている．

協議会の構造は，代表者会議，実務者会議，個別ケース検討会議の３層構造が基本とされる．厚生労働省が示す協議会の構成員の例では，市区町村の児童福祉担当部局と母子保健担当部局，児童相談所，保健所，保育所，幼稚園・小学校・中学校，医療機関，配偶者暴力相談支援センター，警察，法務局などが挙げられており，産婦人科医の参加も求められている．法律に基づき協議会として関係機関に情報提供を求めることもできる．

② 入院助産制度

入院助産制度とは，経済的な理由により病院で出産することが難しい妊婦が，安心して出産するために，助産施設への入所や出産費用の全部または一部を援助するものである．児童福祉法によって定められている制度であり，入院は指定された医療機関に限定される．申請は出産前に手続きをする必要があり，地域によって面接や面談による審査もあるので，ゆとりをもった申請手続きが必要である．また，自治体によって制度の名称や必要書類などに違いがあるので，注意が必要である．

③ 乳児院

乳児院は，親が育てられないなどの理由で，保護者に監護させることができない乳児（保健上，安定した生活環境の確保その他の理由により特に必要のある場合には，幼児まで）を入所させて養育し，退所した後も相談その他の援助を行うことを目的とする児童福祉施設である．乳児院に入所するには児童相談所の決定が必要である．

④ 里親制度

里親制度は，家庭での養育が困難又は受けられなくなった子どもたちに，温かい愛情と正しい理解を持った家庭環境の下での養育を提供する制度である．里親は４種類ある．

・養育里親（事情があって家庭で育てられない子どもを一定期間，家庭で育てる）
・専門里親（虐待などで心身共に傷ついた子どもに対し，経験と専門知識を生かし，家庭で養育する）
・養子縁組里親（養子縁組を希望して，養育する）

・親族里親（事情があって親が養育できない時，子どもの３親等以内の親族（祖父，祖母，叔父，叔母など）が養育する）

里親になるには，児童相談所を経由して里親認定申請書を知事に提出し，その認定を受けなければならない．里親に児童を委託するには児童相談所の決定が必要である．

⑤　母子生活支援施設

母子生活支援施設は，福祉的な支援が必要な配偶者のない女子（またはこれに準ずる事情にある女子）とその子どもを入所させて保護するとともに，これらの母子の自立の促進のためにその生活を支援し，退所後も相談その他の援助を行うことを目的とする児童福祉施設である．母子生活支援施設の入所申込先は，対象者の住所地を管轄する市または都道府県の福祉事務所であるが，都道府県からの権限委譲により，市区町村で受け付ける場合もある．

（2）関係機関からみた妊産婦を支援する枠組み 図2

従来，妊産婦支援は母子保健担当課を窓口にして行われてきたが，今後は子育て世代包括支援センターが中心となっていくであろう．

1）子育て世代包括支援センター[2]

2017 年 4 月母子保健法改正で，子育て世代包括支援センター（以下，センター）を市

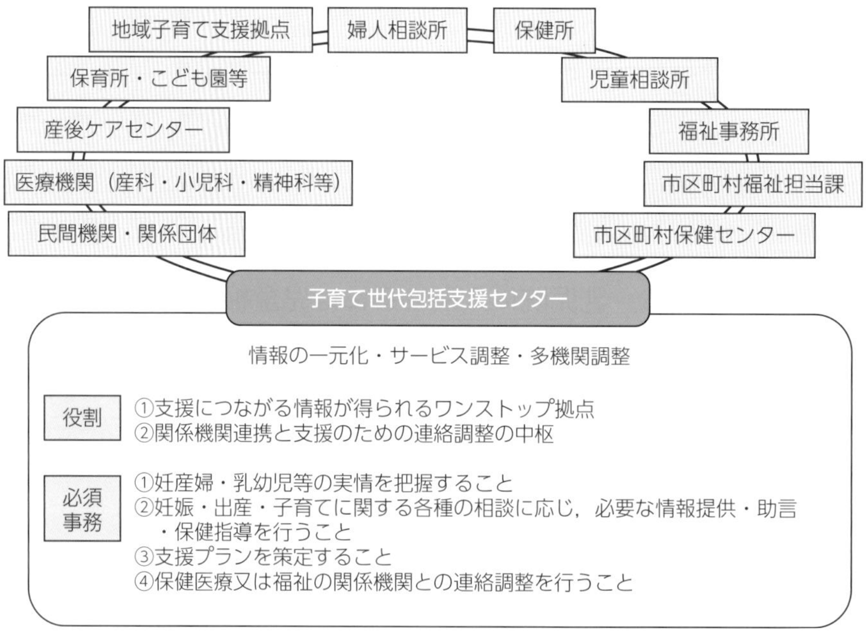

著者作成

図 2　妊産婦を支援する仕組みと主な関係機関

区町村に設置することが努力義務とされた．2021 年 3 月末までにセンターの全国展開を目指すことが閣議決定され，整備が進められている．

センター設置の目的は，妊娠期から子育て期にわたる切れ目のない支援を提供できることである．センターの満たすべき基本 3 要件は，次のとおりである．

① 妊娠期から子育て期にわたるまで，地域の特性に応じ，「専門的な知見」と「当事者目線」の両方の視点を活かし，必要な情報を共有して，切れ目なく支援する．

② ワンストップ相談窓口において，妊産婦，子育て家庭の個別ニーズを把握した上で，情報提供，相談支援を行い，必要なサービスを円滑に利用できるよう，きめ細かく支援する．

③ 地域の様々な関係機関とのネットワークを構築し，必要に応じ社会資源の開発等を行う．

センターの業務としては以下の 4 つである．

① 妊産婦・乳幼児等の実情を把握すること．

② 妊娠・出産・子育てに関する各種の相談に応じ，必要な情報提供・助言・保健指導を行うこと．

③ 支援プランを策定すること．

④ 保健医療又は福祉の関係機関との連絡調整を行うこと．

センターの支援対象者は，原則全ての妊産婦（産婦: 産後 1 年以内），乳幼児（就学前）とその養育者である．地域の実情に応じて 18 歳までの子どもとその養育者についても対象とする等，柔軟に運用してもよいとされている．妊娠・出産・子育てに関するリスクの有無にかかわらず，予防的な視点を中心として，全ての妊産婦・乳幼児等を対象とするポピュレーションアプローチを基本とする．特により専門的な支援を必要とする対象者については，地区担当保健師，市区町村子ども家庭総合支援拠点や児童相談所との連携によって対応する．妊産婦・乳幼児等の情報をセンターに一元化して把握することでリスク把握の精度を高めて，適切な支援と事後のフォローアップができるように整備することとされている．

個別の支援では，母子保健法，子育て支援法と児童福祉法に基づくサービス提供の調整を行い，専門知識を生かしながら利用者の視点に立った妊娠・出産・子育てに関する個別支援のマネージメントを行う．センターには保健師等の専門職を配置して，妊産婦等からの相談に応じて，必要な情報提供や関係機関との調整を行い，支援プランの策定を行う．

厚生労働省母子保健課の調査（2020 年 4 月 1 日現在）[3)]では，全国 1,724 市区町村のうち，1,288 市区町村にセンターが 2,052 か所設置されていた．実施場所は，保健所・市区町村保健センターや市役所・町役場・村役場などの行政機関が約 9 割弱で，直営が大多数を占めた. センターの種別としては,「母子保健型」で運営している市区町村が約８割を占め,「基本型」の運営は, ごく少数であった.「母子保健型」は, 市区町村保健センター等の母子保健の相談機能を有する施設で保健師等の専門職が全ての妊産婦等の状況を継続的に把握し, 必要に応じて関係機関と協力して支援プランを作成・実施して, 妊娠期からの切れ目のない支援を実現する.「基本型」は, 地域子育て支援拠点等身近な場所で, 相談支援を行い, 子育て支援に係る施設や事業等の利用につなげる. 2021 年３月末の整備終了時点の予測としては, 妊娠中から１歳までの切れ目のない支援体制の整備に重点が置かれているため,「母子保健型」が大多数を占めるであろう.

2）妊産婦を支援する関係機関

① 市区町村の母子保健担当課

市区町村は, 母子保健法の規定により, 妊産婦もしくはその配偶者または乳幼児の養育者に対して, 妊娠, 出産又は育児に関し必要な保健指導を行わなければならないとされており, また妊婦健診等の結果に基づき妊産婦の訪問指導を行うものとされている. 市区町村の母子保健担当課の主な業務は母子保健法に基づく業務である.

② 市区町村の児童福祉担当課

児童福祉法の改正により, 平成 17 年４月１日から,「児童及び妊産婦の福祉に関し, 家庭その他からの相談に応じ, 必要な調査及び指導を行うこと」が市区町村の業務とされている. このため, 市区町村は, 法律上, 児童虐待を受けた児童等を発見したときの通告先となっている. 児童福祉担当課は通常, 要保護児童対策地域協議会の事務を総括する調整機関の役割も担っていることが多い.

市区町村への児童や妊産婦に関する相談の中で, 対応のために専門的な知識や技術が必要であり, 児童の一時保護や施設入所措置が必要であるなど市区町村では対応が困難なケースについては, 市区町村から専門機関である児童相談所へ「送致」という手続がとられる.

③ 福祉事務所

福祉事務所は, 社会福祉法の規定に基づき, 県および市が設置している福祉行政機関であり, 次のような業務を行っている. なお, 市の場合は前述の児童福祉担当課も, 多くは福祉事務所の中に設けられている.

ア）生活保護の実施

イ）助産の実施（助産施設を利用した公費による助産: 児童福祉法第 22 条）

ウ）母子保護の実施（配偶者のない女子又はこれに準ずる女子であって, その者の監護する児童の福祉に欠けるところがある場合に当該母子を母子生活支援施設において保護する: 児童福祉法第 23 条）

JCOPY 498-16022

エ）児童扶養手当（ひとり親で児童を養育している方への手当）の支給

④ **児童相談所**

児童相談所は，児童福祉法の規定に基づき都道府県が設置している児童福祉に関する専門相談援助機関である．児童および妊産婦の福祉に関し，専門的な知識及び技術を必要とする相談に応じ，調査，判定，指導を行い，必要な場合は，児童の一時保護を行う．市区町村の児童福祉担当課と並んで，法律上，児童虐待を受けた児童等を発見したときの通告先となっており，近年は，この児童虐待への対応が最も大きな業務となっている．市区町村の児童福祉担当課との大きな違いは，児童相談所は，児童を乳児院や児童養護施設等の児童福祉施設に入所させ，里親に委託する権限を有していること，児童虐待が強く疑われる場合に，児童の安全を確認するために，臨検・捜索等の措置をとることができることである．また，平成 31 年に関係閣僚会議で決定された「児童虐待防止対策の抜本的強化」に基づき，児童相談所と関係機関との連携強化などが令和 5 年に向けて段階的に進められている．今後さらに児童相談所は，保護を必要とする重度の児童虐待の対応が中心となり，市区町村は保護を必要としない児童虐待の対応となり，役割分担が進むことになっている．

⑤ **婦人相談所（女性相談所）**

女性相談所は，売春防止法の規定により県が設置している要保護女子（性行または環境に照らして売春を行うおそれのある女子）の保護更生のための専門相談援助機関である．要保護女子や人身取引被害者の支援のほか，近年は，配偶者からの暴力の防止及び被害者の保護等に関する法律（以下「DV 防止法」という）やストーカー行為等の規制等に関する法律に基づく DV 被害者やストーカー被害者への支援が大きな業務となっている．具体的には，これらの保護援助を必要とする女性に関する相談，調査，判定，指導を行い，必要に応じて，その女性とその同伴児童を一時保護し，婦人保護施設に入所させることができる．

⑥ **配偶者暴力相談支援センター**

配偶者暴力相談支援センターは，DV 防止法の規定に基づき，都道府県や市区町村が婦人相談所等の適切な施設に設置している．配偶者からの暴力の防止及び被害者の保護を図るため，DV 被害者からの相談に応じ，安全の確保や自立を援助するなどの業務を行っている．

⑦ **保健所**

保健所の業務は地域保健法第 6 条に定められており，食品衛生，環境衛生，医事・薬事，精神保健，難病対策，感染症の予防など多岐にわたっており，母子および老人の保健に関する事項もそのひとつである．母子保健に関する業務の大部分は，現在，市区町村が実施主体で，県型保健所の関与は少ない．市区町村を超えた広域的な連携調整などの施策課題の推進は，県型保健所が中心となって取り組んでいる．また，精神保健福祉法に基づく，自傷他害の恐れのある精神疾患患者の入院手続き等は保健所が行っている．

⑧　女性健康支援センター

思春期から更年期に至る女性を対象として，各ライフステージに応じた身体的・精神的な悩みに関する相談指導，妊娠に悩むものに対する相談指導，特定妊婦等に対する産科受診支援，若年妊娠等に対するSNSやアウトリーチによる相談支援などを行う．実施主体は都道府県・指定都市・中核市で，令和元年7月時点で全国81か所に設置された．

1）厚生労働省: 産前・産後サポート事業ガイドライン 産後ケア事業ガイドライン.
https: //www.mhlw.go.jp/file/06-Seisakujouhou-11900000-Koyoukintoujidoukateikyoku/sanzensan-gogaidorain.pdf
2）厚生労働省: 子育て世代包括支援センター業務ガイドライン.
https: //www.mhlw.go.jp/file/06-Seisakujouhou-11900000-Koyoukintoujidoukateikyoku/kosodatese-daigaidorain.pdf
3）厚生労働省: 子育て世代包括支援センターの実施状況.
https: //www.mhlw.go.jp/stf/seisakunitsuite/bunya/0000139067.html

3．産婦人科医の役割

産科医療機関においては，後述する（研修を受けた）看護職が妊産婦に接する時間が長く，寄りそえる存在として精神状態の変化や家族関係などを把握しやすく，またもっとも情報収集や提供をしやすい立場にある．3つの質問票を用いた面談において重大な問題が認められず，簡単な育児のアドバイスや社会資源に関する情報提供のみで済むケースでの産婦人科医の役割は，その支援を行う看護職を主体とした多職種連携を支援することである．

メンタルヘルスケアに限られたことではないが，産科では，妊産婦や家族の期待から逸脱するような結果となった場合，医療者への怒りとして表出されることが他科に比較して多い．さらに，妊産婦のメンタルヘルスケアに携わる医療者の心の負担は，本人たちだけでは解決できないことも少なくない．妊産婦に対してだけでなく，看護職を中心とした支援提供者に対するメンタルヘルスケアについても，定期的に協議事項にあげることが望ましい．

一方，以下の①～③においては産科医が主体となる必要がある．

①　精神科医との連携が必要なケース

妊娠前から精神疾患に罹患しているケースや妊娠中に精神疾患が疑われたケースにおいては，診療情報提供書などを用いて積極的に精神科医と連絡をとり，支援体制構築の基盤としていく．総合病院においては比較的容易に精神科との情報共有やコンサルトが可能であるが，診療所においては地域の精神科医療機関との連携体制構築が必要となる．かつては，これらのケースをすべて総合病院に転院させるような産科医が散見されたが，このようなケースは産後の支援体制を考えると可能な限り自宅近くの施設での分娩が望ましいこと，また，総合病院のスタッフに多大な負担をかけることになることなどから，分娩を取り扱う産科医は，看護職とともに研修を受け，軽症例では可能な限り自施設で対応することが求められる．

双極性障害や統合失調症などを罹患しているケースでは，薬物療法を継続する必要がある．産科医は，『産婦人科診療ガイドライン』や国立成育医療研究センター『妊娠と薬情報センター』などからの情報を基に，妊産婦が必要な医薬品を安心して使用できるよう，精神科医と連絡をとりながら妊産婦に情報提供する必要がある．

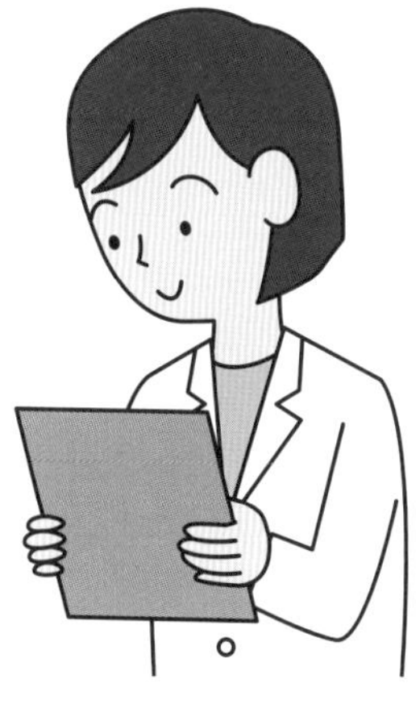

②　小児科医との連携が必要なケース

妊娠末期まで薬物療法を継続したケースでは，新生児離脱症候群に注意する必要があり，さらに，連日の大量使用あるいは過量使用時は新生児筋弛緩症のリスクが高くなる．そのため，小児科医とも情報を共有し，新生児蘇生や観察が可能な施設で分娩および新生児管理を行う必要がある．

現時点で，産後 1 か月健診から小児科医につなぐ一定の仕組みは確立されていない．継続した育児支援が必要なケースでは，個々に小児科医に連絡をとるか，あるいは後述する地域行政を介した小児科医への情報提供を行う．

③ 地域行政との連携が必要なケース

妊産婦のこころの負担となる要因に対する支援を行うために，社会資源に直接的，あるいは間接的にアプローチする必要がある場合は，地域行政との連携が重要である．社会資源に関する情報は地域行政のホームページなどから得ることができる．情報はあらかじめ整理しておき，産科医は，施設あるいは部門の責任者として，直接あるいは医療ソーシャルワーカー（MSW）や看護職などを通して地域行政に提供を求める．一方，後述する特定妊婦をはじめとした社会的要因に問題のある妊産婦の支援に関しては，地域行政から提供された情報が支援の基盤になることも多い．常に地域行政と交流し，必要時にスムーズに多職種連携できるようにしておくことが望ましい．

JCOPY 498-16022

4. 助産師・看護師の役割

周産期にかかわる看護職の役割は，妊産婦とその家族にとって最も身近で支えとなる専門職になることである．看護職の強みは，正常の妊娠・出産の経過において元々妊産婦がもっている自然な産み・育てる力を見守り，妊産婦が自らの力を十分に発揮できるよう促せる立場にあるということである．また新たに生まれた子どもやその同胞を含め家族全体が，新しい環境にスムーズに適応していく過程の始まりを，さりげなく手助けすることもできる．その強みを十分に活かしながら，看護職が妊産婦のメンタルヘルス向上を支えるには，以下の点に留意することが大切となる．

(1) 話をよく聴く

困った時に相談できる専門職として認識されるための基本は，相手の話をよく聴くことである．傾聴により，本人が訴えとして表に出す内容だけではなく，本人も意識していない本質的な求めを把握する．このプロセスを踏むことで，本人が本当に求めている援助を，看護職から提供することができるのである．具体的には，まずはこちらが口をはさむのは差し控え，相手が話したいこと，伝えたいことを理解しようと耳を傾けることから始める．通常の医療現場では，看護職は限られた時間とマンパワーを何とかやりくりし，母子やその家族が退院した後に困らないよう母乳・保健指導をしている．結果，指導や助言，アドバイスの場面が多く，普段から慣れている対応となる．そのため例えば「私が抱っこすると泣いてばかりいる，この子は私のことが好きではないと感じることがあります」と訴える母親に，気持ちをそのまま一旦受け入れる場面を作らないまま，「そんなことはない，せっかくお母さんになったのだから楽しんで」と励ましたり，さらには「こう抱っこした方がよいですよ」など，すぐに正論や実際の育児の方法を伝授してしまうことはよくあることだろう．ただこのやりとりでは母親の真の心の内に気づき，気持ちに寄り添ったやりとりにはなりにくい．忙しい現場では意識していないと難しいが，まず「そんな風に感じているのですね」など，相手の気持ちや言葉を受け入れることから傾聴は進んでいく．そして「そう考えると悲しくなりますね」と，相手の感情に寄り添うことで共感を示す．この受け止め寄り添うことから両者の間に信頼関係が築かれ，相手が心を開き，気持ちに沿った解決策を共に考えられる下地が出来る．この一連のプロセスが傾聴と共感なのである．

(2) ハイリスクだけではない，全ての妊産婦にメンタルケアは必要であると認識する

EPDS 等の質問票を使用してアセスメントし，予防的にかかわる事は必要である．しかしアセスメントの意識が高くなり過ぎ，ハイリスクかそうでないかをチェックし，区分点

以上の妊産婦を専門の他職種へ紹介するという役割に看護職が徹し過ぎてしまうと，母親にとっては，せっかく悩みを打ち明けた相手から「私の専門ではないので，別のところで相談して下さい」という返事をされた，と受け取られる可能性がある．そのためにもまず，どの妊産婦のどのような訴えであっても一旦は看護職が受け止める，傾聴と共感のプロセスが重要となる．その上で次のステップとして，看護職のみで対応可能か，他の専門家のサポートも得ながら共に見守るべき方かを見極める．その際も相手に託して手を放すのではなく，サポートの手を増やす意識での連携を心がけたい．人を産み育てるという責任重大な周産期は，ハイリスクとスクリーニングされる方だけでなく，どの女性も何かしらの不安や心配を抱えている．すべての妊産婦が様々なレベルでメンタルケアを必要としていると認識することが，看護職がケアを行う上での基本と考える．

(3) つなぎ，皆で支える

妊産婦の中には，看護職だけでは支えることが難しいケースがあることも事実である．また周産期領域で働く看護職にとってやはりメンタルケアは専門ではないと感じ，戸惑うことも多いだろう．そんな中でも母親と子どもだけではなく，取り巻く状況のアセスメントや環境調整も大切になる．また多施設・多職種との協働が必要と判断したケースについては，カンファレンスを開催し支援の方向性を共有するなど，看護職の主体的な働きかけも求められる．しかし，多職種と協働するチーム医療の重要性を認識しても，まずどう取り組んでいけばよいのか分からない，という声もよく聞かれる．そのような場合の最初の一歩は，自施設のスタッフ同士で周産期メンタルヘルスについて困っている，悩んでいることがあると率直に打ち明け，助けを求め合うことと考える．そしてこのテーマに関心のある仲間でまず小さなチームを作り，分担して自施設内で協働できる他職種に協力を求める．また自施設がある地域の特性や持っている強み，例えば相談しやすい精神科医師がいるクリニックがあるなどの情報を収集し，困りごとを打ち明け，連携を求めるのもよいだろう．看護の専門的な実践能力とは別の，同僚や多職種とのコミュニケーション力等が求められるため，その大変さを乗り越えるだけの目的意識が重要であるが，“やりがい”のある仕事でもある．支援チームにより得られる最も良い効果は，看護職が孤立することなく，支えられる側になるということである．支援チームの一員としてケア提供者になることで，チーム内の他のスタッフからの助言やスーパーバイズを受けることもできる．結果，チーム内のつながりとお互いの支えにより，それぞれのケア提供者は安心感を持って妊産婦に接することができ，妊産婦へのケアの質を良好に保ち，ケアする側は充実感を，される側は満足感を得られるのである．

JCOPY 498-16022

周産期は気分の不調を抱えやすい時期ではあるが，一方，環境や考え方の変容が促されるチャンスの時期でもある．「自分は大切にされ，丁寧に扱われた」という経験は，その後もその人を支える力となる．看護職が，メンタルヘルスの正しい知識と適切なアプローチ方法を身につけることで，周産期に看護職として直接かかわる時間が終わった後も，その人が「困った時は誰かに相談しよう」と思える体験を提供したことになり，その役割は大変重要である．

5. 保健師（行政）の役割

妊娠，出産体験は，女性にとって大きなイベントであり，多くの女性は，不安を抱えつつもこの喜びをパートナーや周囲の人々と分かち合い，徐々に親としての成長を果たしていく．一方，初めての体験に煮つまったり，それを相談できずに心身の負荷が増大し，精神的不調に陥ったり，産後の仕事との両立や保育事情などについて共感しあえる仲間も得られず，一人で抱えこむ女性もいる．孤立無援感を抱いたり，出産後に，子育てを通して見えた「社会の偏見」や「精神的負荷」に悩む親もいる．

深い葛藤を抱えたまま妊娠をした場合には，中絶と出産という選択肢に迷い，時に，胎児への情緒的絆の形成に支障を来し，子への陰性感情が強まってしまう結果，胎児への直接的または間接的な暴力行為（胎児虐待）に至ることさえある[1)]．

専門家の適時適切な関与，地域コミュニティの暖かいまなざしを保持することは，安心して子育てできる親子を増やすためにも，また悲惨な子どもの殺害を含む子ども虐待を予防するためにも重要である．

市区町村保健センターや子育て世代包括支援センターなどの行政機関は，母子保健法に基づく母子健康手帳交付や妊婦訪問などの活動を通して，他職種と協力し合いながら予防的に関わる．

（1）母子保健を軸に柔軟な活動を

保健師は，個人や家族，そして人々が暮らす地域を対象に，QOL（＝Quality of Life）の向上を目指して，健康課題の改善および予防先行的に活動する．活動の理念には，ヘルスプロモーションの考え方がある．ヘルスプロモーションとは，「人々が自らの健康をコントロールし，改善することができるようにするプロセス」である．目標は，すべての人々があらゆる生活舞台で健康を享受できる公正な社会の創造にあり，実現には，多（他）職種・多（他）機関が有機的にかつ相互補完的に協働できることが重要になる．

一人の人間がセルフケア能力を発揮し，自らの力でQOLを向上させることは前提として重要であるが，その過剰な強調は，自己責任の主張となりかねない．すべての人が可能なわけではなく，自己責任の主張だけでは，掬いあげられない，そして救えない人々がいる．当然，互助・共助・公助が必要である．一方で，すべての人のQOL向上を支える社会の存在も必要である図1．子どもの健康に関する支援的環境の創造に向けた施策にかかわるなど，地域社会全体で子どもの健康づくりの推進に取り組むことが必要であり，母子保健はその一翼も担っている[2)]．

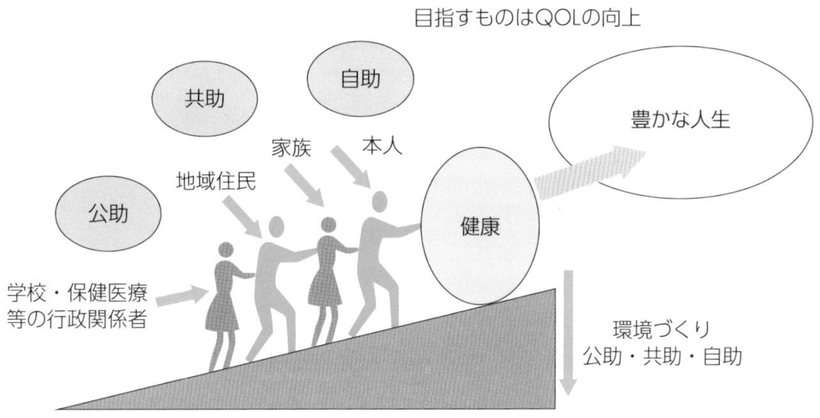

図 1　子どものヘルスプロモーション（日本学術会議，2010）

2）妊娠期から始まる母子保健活動

2016 年の改正母子保健法[注 1)]は，児童福祉法の改正とともにあり，子ども虐待の予防，早期発見等が明確に規定された．この改正は，母子保健活動の中で展開されていた，虐待予防や虐待家族の発見・相談・支援があらためて明文化されたことになる．

妊娠早期から周産期の支援に，虐待予防の視点を盛り込み，母子健康手帳交付時や妊婦健診等の機会を活かした母-胎児間の愛着形成を評価することやその形成を阻害する可能性のある家族の機能不全状態を妊娠期にキャッチし，妊娠中からの支援を目指す体制が整いつつある．

平成 29 年 4 月には，子育て世代包括支援センター（以下，支援センター）（p38）の設置が努力義務化された図 2．支援センターは，理念的にも実効的にも，子どもと親を支えるワンストップ拠点になる[3)]．

対象者は，「原則全ての妊産婦，すべての乳幼児（就学前）とその保護者」である．

支援センターには，保健師や助産師等がおり，母子健康手帳交付（以下，母子手帳）など母子保健事業を中心に様々な相談をワンストップで受けている．母子手帳を受けるための妊娠届は，全届け出数の 92.6%（2016）が，国が推奨する妊娠 11 週までに届け出されている．中絶の選択が難しくなる 20 週以降は 1.6%（出産後の届け出 0.3%含む）である．届け出時には，面接と一緒にアンケートを行う自治体が多い．ちなみにアンケートの内容は，週数や年齢，未婚/未入籍，予期せぬ妊娠か否か，経済的不安，喫煙/飲酒などの

注 1）母子保健法第五条第 2 項　国及び地方公共団体は，母性並びに乳児及び幼児の健康の保持及び増進に関する施策を講ずるに当たっては，当該施策が乳児及び幼児に対する虐待の予防及び早期発見に資するものであることに留意するとともに，その施策を通じて，前三条に規定する母子保健の理念が具現されるように配慮しなければならない．（下線は著者記載）

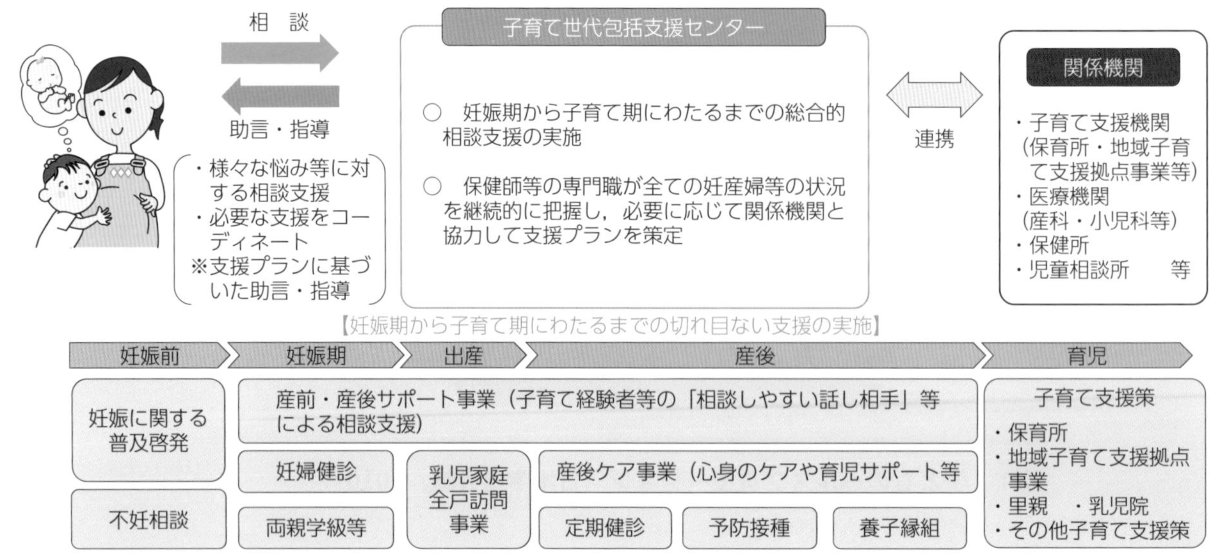

図 2　子育て世代包括支援センターと活動内容

リスク把握が主であり，ハイリスク妊婦や特定妊婦（p22）の把握の機会として機能するよう工夫されている．

特定妊婦は，家族との不調和を抱えていることも少なくない．妊婦自身が幼少期の愛着形成不十分な状況にあった場合，妊娠に伴い強い不安が惹起される女性もいる．ストレスフルになれば妊娠の喜びと戸惑いが入り混じり，妊娠経過途中で，親になることへの嫌悪が顕在化される場合があり，深い悩みに陥る．妊娠期にうつ状態になるなどメンタルヘルスを脅かしてしまうことさえある．

ハイリスク妊娠や特定妊婦を孤立に追い込まないためには，妊婦健診を行う産科（助産）医療機関や小児科，精神科など医療機関でのリエゾン関係を充実させることや支援センターの保健師・助産師と産科を有する病院の協力関係を築くことが大切である．

出産し，出生届が役所に出されると，新生児訪問指導や乳児家庭全戸訪問事業（こんにちは赤ちゃん事業）とその後の乳幼児健診の対象となる．一方的指導は避けて，例えば，発達（反射など）の確認も児の能力を医学的な知識と技術を使って引き出し，親と一緒に観察（ex. 追視や聴覚，筋力や首の力など）し，観察内容を親が納得できるように，乳児の視線で言葉を補うことで，愛着形成を促すなど，広い意味で親のメンタルヘルス支援にもかかわっている．

産後の育児不安やうつ状態は，子どもの虐待の誘因になることは従来から指摘されており，多くの自治体が，エジンバラ産後うつ病自己質問紙票のツール（＝Edinburgh Postnatal Depression Scale: EPDS）を活用しながら，育児支援を行っている[4]．

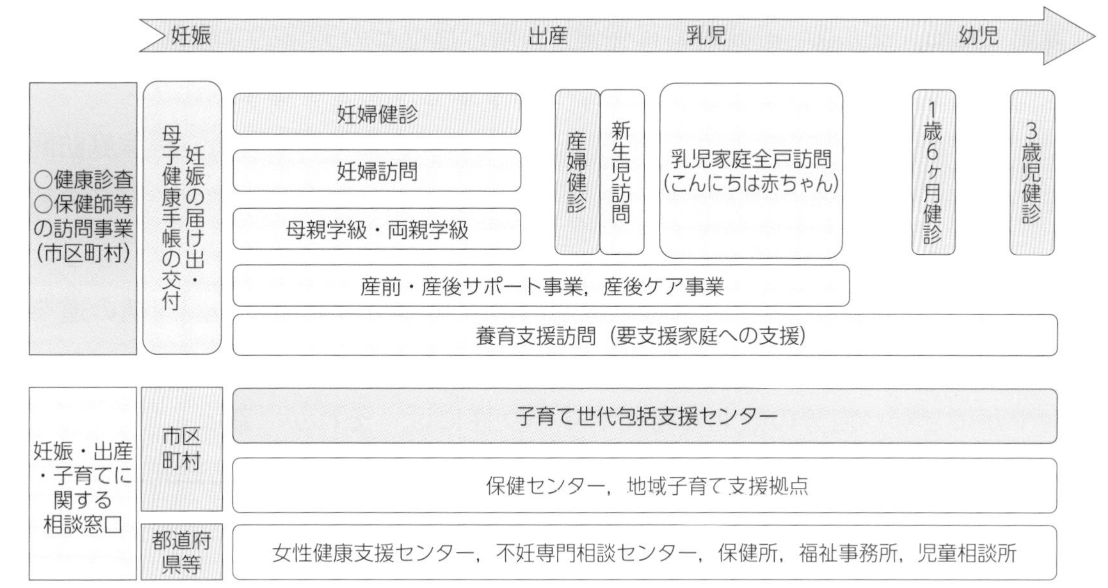

図3　母子保健体系

支援過程では，表面上虚勢を張っていても内実は罪責感と打ち砕かれた自尊心を抱く親の心情に沿いながら，必要と判断すれば母親が「うつ状態」を認め精神医学的精査につなぎ，治療に繋がるようコーディネートを試みる．

最近では，改正母子保健法（2021 年 4 月 1 日施行）により，母親の心身の安定と母子の愛着形成を促す支援策の一つとして，出産後 1 年以内の親子を対象に産後ケア事業（実施主体: 市区町村）が努力義務化され，身近に相談者がいないなどの妊産婦等を対象とする「産前・産後サポート事業」などメンタルヘルス不調又は育児不安がある者などの支援の体制整備がすすんできている図3．保健師が，新たな産後ケア事業なども地域資源の一環としてコーディネートすることで，虐待問題に限らず保健・福祉・医療連携システムの構築が進み，包括的な地域ケアシステムとして結実することもある．

（3）連携・協働

妊娠期や産後のさまざまなシーンで，訴えはないが，経済的不安を抱えている女性，子どもと目を合わさず，投げやりな態度でボンディング形成不全の徴候が読み取れる女性，子どもの欲求に対応できないほど疲れきっている女性などにしばしば出会う．また，自ら子どもへの嫌悪を自己開示する親も登場する．親が虐待を認識しているか否かはさておき，虐待危機が予測されるにもかかわらず，適時に介入せず，胎児虐待および新生児遺棄・殺害を防げなかった事例は後を絶たない[5)]．健診場面ではとりあえず取り繕っていてもその裏で，実は家の中ですでに虐待が生じている可能性も含めて，親や家族を評価することは重要である．そして，必要時には保健，医療と福祉との実質的な連携/協働のもと，安全で安心できる育児環境を提供するための支援を躊躇すべきではない．

具体的に，経済的課題であれば生活保護，公民で提供されている養育支援家庭訪問事業やファミリーサポート事業，デイサービスや子育て広場など育児・家事サービスの利用をすすめ，必要であれば治療意欲を引き出し，どうにかして精神科医療へと繋げようと試みることもある．保健師は生活関連情報を多面的に収集し，多職種多機関連携の道を紡ぐコーディネーターの役割を果たすのに適した立場にいるのである．サービスを活用することを子育てができない自分の敗北と考えやすい女性には，それが「親としての役割放棄」なのではなく，「子どもを守るための親としての決断」と捉えられるよう納得を促す役割も担う．それでも親と子の関係性に関する大きな課題が解消されない場合，子どもを守るために距離をとる選択や，カウンセリングや家族療法，再統合プログラムなどの専門的支援を取り入れたりすることで，愛着形成につながることを提案することもある．

支援ニーズは，複雑で多元的であり，提供できる資源も限界があるし，適・不適もある．まして行政サービスは，細分化して縦割り化している状況で使い勝手がよくないことも稀ではない．時に母子保健の範疇を超える場合もある．保健センターや子育て世代包括支援センターと市区町村の子ども家庭総合支援拠点（要保護児童対策地域協議会を含む），時に児童相談所が各々の機能を活かして，適切な支援を協働で練り上げていくことが必要である図4．

連携は，自身の部署の役割と責任を認識し，異なる役割を，対等な立場で強みとして活かして成果を出すことを目的とする．メンバー各々の持つ情報を統合し包括的に判断して，個々ができることを自覚し，個々にできる何かを探す努力を惜しまずに前を向くための同志の集まりである．それぞれの専門性を維持した一人前が集まり，行動に自律的であることが大切である．

(4) ほどよい育児を良しとする“ほどよい母”への懸け橋になるために

子育て世代包括支援センターと子ども家庭総合支援拠点の一体化が推奨される中で，D. W. ウィニコット[6)]（2015）によるほどよい母を参照したい．

ウィニコットが提唱しているこの概念にもとづいて考えれば，“ほどよい育児”は消極的な意味合いではなく，むしろ積極的に，ほどよい育児がよいといえる．誰もが，児の欲求に完璧に応えることは出来ない．不完全な親に見えるかもしれないが，そもそも「完璧な親」は存在しない．絶え間ない日々の繰り返しの中でこの「現実」を親子ともに受け入れ，親は「ほどよい親」でいいことに気づくプロセスが重要である．

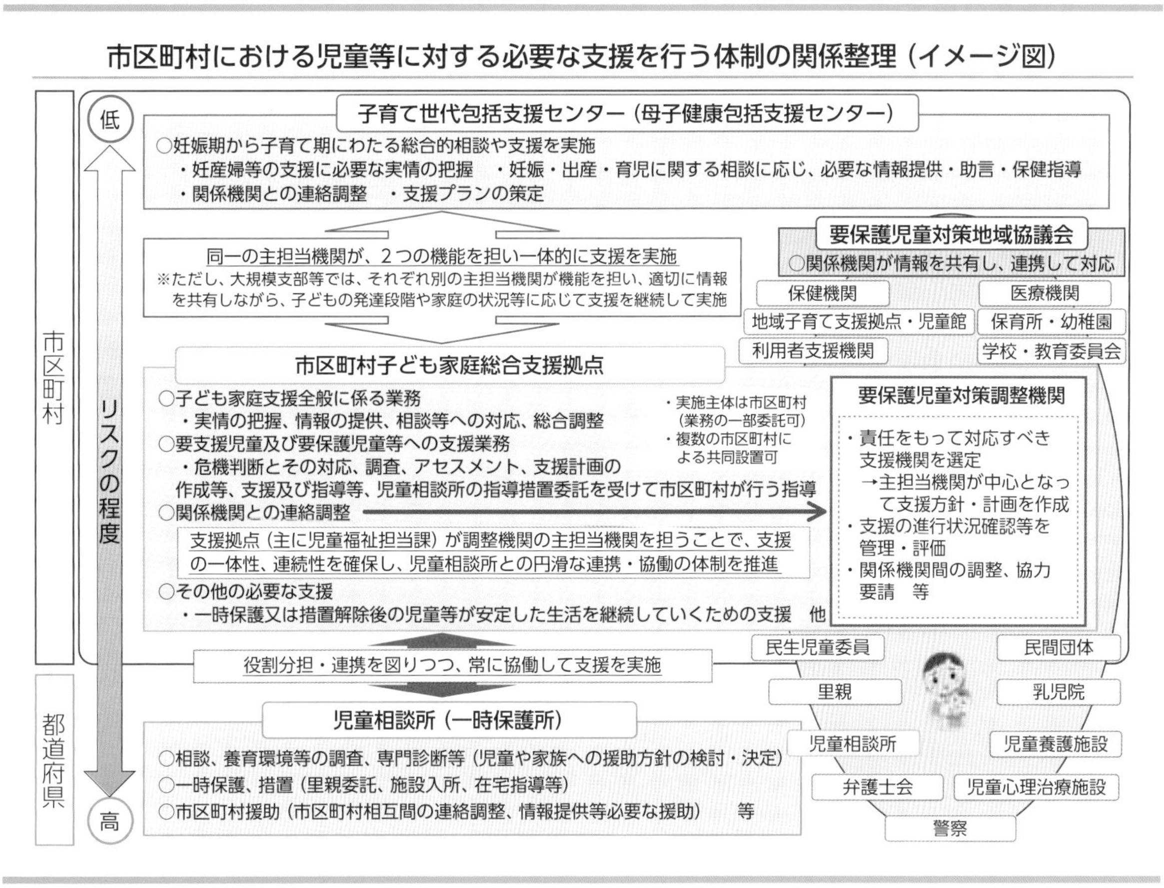

図 4　厚生労働省資料: 児童福祉法等の一部を改正する法律の円滑な施行に向けて．平成 28 年

1）加茂登志子: 出産・妊娠・授乳期における子どもへの虐待とその対応．精神科治療学．2009; 24(5): 587-591.

2）日本学術会議　健康・生活科学委員会．子どもの健康分科会: 子どものヘルスプロモーション．2010.

3）子育て世代包括支援センター業務ガイドラインの厚生労働省ホームページ掲載先．http: //www.mhlw.go.jp/file/06-Seisakujouhou-11900000-Koyoukintoujidoukateikyoku/kosodatesedai-gaidorain.pdf

4）公益社団法人日本産婦人科医会: 妊産婦メンタルヘルスケアマニュアル．2018.

5）髙橋知久，佐野信也，小暮由美他: 胎児虐待する母親と精神科治療―各科連携と地域連携によって出産を迎えた解離性障害女性の治療を通じて―．子ども虐待とネグレクト．2012; 14(3): 384-397.

6）D. W. ウィニコット．橋本雅雄，大矢泰士（訳）: 改訳　遊ぶことと現実．岩崎学術出版社．2015.

6. MSW/PSWの役割

(1) ソーシャルワーカーの立ち位置

女性のライフイベントの中で，特に妊娠・出産・育児は生活環境や生活様式に大きな変化をもたらす．夫婦関係や家族関係の変化により，新たな適応が求められることや，共働き夫婦が増加する中で，仕事の継続と育児をどのように両立していくかなど，様々な葛藤が生じる．周産期は心身ともにストレスが増加し，母親の育児不安やメンタルヘルスの問題が表面化してくる．母親だけではなく，その家族にとっても日常の生活課題に加えて，新しい家族が増えることにより，新たに多くの生活課題を抱えることになる．また，子育てを取り巻く環境は，核家族化，未婚化や晩婚化が進み，十分なサポートが得られない家庭も多く存在する．子育てを支援する環境が不十分な中で，さらには経済的困窮，予期せぬ妊娠/計画していない妊娠，孤立した育児，両親の成育歴，身体疾患合併，精神疾患合併などの問題が絡み合うことで，子育てが困難となる課題が複雑化し，深刻な児童虐待にもつながりかねない．こうした社会背景がある中で，医療・保健・福祉の連携はより一層求められる．ソーシャルワーカーは，個々のケースの背景を把握したうえで，産後の生活や育児を見据えた課題を抽出し，必要なタイミングでサポートが受けられるよう，早期からの介入・支援を行っていく必要がある．地域の関係機関との連携を図り，妊娠期から切れ目のない支援体制を構築していくことが重要である．

(2) ソーシャルワーカーの具体的な役割

周産期医療機関で支援を要する妊産婦が認識される経路は様々であるが，ソーシャルワーカーが関わるのは，医師，助産師からの介入依頼，もしくは地域の関係機関からの連絡がきっかけとなることが多い．母体に基礎疾患があるような合併症妊婦等の医学的ハイリスク妊婦や，若年・経済的困窮・未受診・精神疾患合併・サポートが得られない・日本語が話せない外国籍妊婦といった，近年注目の高まっている社会的ハイリスク妊婦への介入依頼も増えており，母親と子どもの権利を守りつつ，安全な養育環境を調整することが求められる．

妊娠期においては，情報収集・社会資源の紹介・特定妊婦や要保護児童対策地域協議会にあがっているケースの情報共有など，地域の関係機関からの連携の窓口となる．医師や助産師から介入依頼があった場合には，インテーク面接を行い，家族関係や妊娠中から産後までのサポート状況について確認を行う．その際には，産後の育児体制を整えることを念頭に置き，夫や実母等の家族がどの程度援助できるか，家族との関係性にも注目しながら，家族内での実質的・情緒的なサポートを確認する．サポートが得られない場合や，身体疾患・精神疾患を伴い産前からサポートを必要とする場合には，育児支援ヘルパーや訪

JCOPY 498-16022

問看護の導入など社会資源についての情報提供を行い，地区担当の保健師と連携しながらサポート体制を整えていく．

分娩期においては，産科医，小児科医，助産師，精神科医，リエゾンチーム等の多職種と連携し，育児手技の獲得状況や養育能力の評価を行い，具体的な社会資源の調整を図っていく．地区担当保健師や地域の関係機関へ，母親と子どもの入院中の経過について情報共有を行い，より支援を必要とするケースについては，地域の関係者とのカンファレンスを設定し，直接的な情報共有を行いながら支援の方向性を決定していく．関係機関がよりスムーズに介入できるよう，母親や家族との顔合わせの機会を設け，退院後も継続した支援に繋がるように努めていく．平成 30 年度の診療報酬上では精神疾患合併の妊産婦に対して，妊娠期から産後（産科は 2 か月，精神科は 6 か月）まで，産科，精神科及び自治体の多職種がカンファレンス等を通じた連携をとることを評価するハイリスク妊産婦連携指導料が設けられている．

養育能力に懸念のあるケースや飛び込み分娩の対応については，院内の虐待対応チームの一員として対応することが望ましい．ソーシャルワーカーには，チーム連携の基盤となる情報を収集し，子ども家庭支援センターや児童相談所等との連携を図り，医療機関として子どもの安全確保を第一に考えた対応ができるよう，調整の窓口となることが求められる．

産褥期においては，身体的回復もままならない中で，不慣れな育児のスタートとなる．思い描いていた育児と現実の育児とのギャップからメンタルヘルスの問題が出現し，妊娠期や分娩期にローリスクだった妊産婦が，産褥期にハイリスク妊産婦となり，支援が必要となる可能性もある．退院後に医療機関が把握できるタイミングとしては，産後の EPDS によるスクリーニングや産後 1 か月健診時が最後となるため，そのタイミングでハイリスク妊婦を見逃さないことが重要となる．

妊産婦のメンタルヘルスは母親と子どもの健康，養育，子どもの発達を左右する重要な支援課題であるが，通常分娩であれば 5 日間，帝王切開であれば 7 日間程度と限られた入院期間の中でソーシャルワーカーとしてサポートできることや支援は限られる．周産期領域におけるソーシャルワーカーは，生活の変化の局面を捉え，妊娠・出産に伴う生活課題を予測したうえで，母親・子どもの身体的・心理的・社会的な状況と，生活環境との全体的な関連性を把握して支援に繋げ，妊娠期から予防的な介入をしていくことが重要である．そして，切れ目のない支援体制を構築するために，院内の多職種，地域の関係機関と連携し，ソーシャルワーカーがコーディネーター的役割を担い，社会的サポートに繋げることを通じて母親，子ども，その家族等への支援を展開することが重要である．

7. 精神科医の役割

周産期における精神科医の役割について，精神疾患合併妊娠の場合と，妊娠中もしくは出産後に新たに精神疾患を発症する場合の2つに分けて提示する．

前者に対しては，精神疾患に罹患している妊娠適齢期の女性患者に対して，普段から精神科担当医は，妊娠した場合を想定した薬剤調整を行うことが望ましい．また，妊娠を予定した場合は，患者が母親としての機能を果たしていくことができるかどうか，不十分であれば，機能を果たすための支援体制づくりのマネージメントを行っていくことが必要である．一方，後者については，妊娠早期から関わる産科医，助産師，保健師が精神科的な関わりを必要とする妊婦をいかに早期に抽出し，適切な精神科医療機関につなげるシステムを構築できるかどうかが重要である．よって，精神科医は，産科スタッフに対して，精神疾患の重症度評価に対する教育，指導を行うとともに，産科スタッフからの相談に対して真摯に向き合う姿勢が大切である表1．

具体的な方策として，総合病院においては，精神疾患を合併した妊産婦が産科外来を受診した際や，妊産婦に妊娠経過中精神症状がみられた際に，速やかに精神科にコンサルトができるような周産期メンタルヘルス外来の開設などの体制の整備が期待される．また，定期的な多職種による周産期カンファランスにおいて適宜情報共有を行うことも重要である．さらに，初めて精神症状がみられた際には，まず精神看護専門看護師が対応し，必要に応じて精神科医による継続した診療ができるような体制があると，より円滑な精神科治療への導入が可能となると考えられる表2．

表1　精神科医の役割

精神疾患合併妊娠	・妊娠前より妊娠を想定した薬剤調整 ・母親としての機能の評価と支援体制のマネージメント
産褥期の精神障害	・産科スタッフに対する精神疾患の重症度評価に対する教育，指導

表2　精神科医に期待される具体的な方策

・周産期メンタルヘルス外来の開設 ・周産期カンファランスへの参加 ・精神看護専門看護師との協働

JCOPY 498-16022

8. 心理職の役割

(1) 臨床心理士と公認心理師

臨床心理士は，1988 年に設立された財団法人日本臨床心理士資格認定協会の認定資格であり，臨床心理学にもとづく知識や技術を用いて，人間の“こころ”の問題にアプローチする“心の専門家”[1)]である．スクールカウンセラーをはじめとして，医療・保健，福祉，司法・法務・警察，産業・労働領域等で幅広く活躍しており，心理アセスメント，心理相談，臨床心理的地域援助および研究活動がその業務とされている．

一方，公認心理師は，2018 年度に日本で初めて誕生した心理職の国家資格である[2)]．公認心理師は，心理アセスメントや心理相談に加え，心理に関する支援が必要な者に対する助言や指導などの援助と，心の健康に関する知識の普及を図るための教育及び情報の提供も行うものとされている．今後，保険診療上の位置づけが明確になることで，医療における公認心理師の活躍が広がっていくと思われる．現在は，多くの心理職が，臨床心理士と公認心理師の両資格を有し活動をしている．

(2) 周産期における心理援助

NICU では 1990 年代から心理職が活動を行ってきたが，2010 年の周産期医療体制整備指針の改正で，周産母子センターの職員として「臨床心理士等の臨床心理技術職を配置すること」が明記されたことで，急速にその雇用が広がっていった．今では産科領域にもその活動の場が広がってきており[3)]，2018 年では，総合周産期母子医療センターの 70% 以上に心理職が配置されている[4)]．

心理職は，新しく家族になる過程における家族の力を支え，周産期に生じた困難な体験に同行する．そして家族と子どもが出会い，関係を築いていく歩みに寄り添う．つまり心理職スタッフは，親の精神保健に加え，子どもの精神保健，そしてその関係性の観点からも親子に関わっている．心理スタッフは，妊産婦や子どもの心理的状態の評価とサポートを行いながら，予防的関わりから治療介入的な関わりまで，すべての親子に柔軟に対応する．

(3) 心理職の役割

心理スタッフが支援する対象は，産科医療スタッフが対象とする傾聴と共感を行うすべての妊産婦から，精神科治療が必要な場合に精神科医師と共に心理的な治療が必要な妊産婦までと幅が広い．

1) 産科領域

心理スタッフは，メンタルヘルスのハイリスクである妊産婦の話を産科スタッフと一緒に聞き，心理状態のアセスメントや治療的支援を行ったり，産科スタッフのバックアップとして，妊産婦への心理的関わりについての助言を行ったりしている．また，心理スタッフは一歩踏み込んだ妊産婦や家族の心理的な動きや歪みに気づき，それを臨床心理の知識と技法を用いて治療的援助を行える立場にある．

周産期においては，妊産婦の親子関係や夫婦関係の歪みが表面化しやすく，精神的に揺れる時期である．通常の妊娠出産に伴う精神的揺れに加え，ストレスが高い場合，その後の親子に与える影響は大きい．妊産婦の精神面への影響のみならず，子どもの育ちへの影響もある．出産後に，パートナーや実母との不和や不在により，一人で育児を余儀なくされているか育児サポートが乏しい場合，妊婦は心理的孤立状態に追いこまれることが多い．そのような場合にはさらに，早産や低出生体重児の出産につながる傾向もあるため，悪循環となり，複雑なストレス状況となり得ることを理解しておく必要がある．

また，妊産婦にとっては思いもよらぬ産科的状態（流産，死産，早産等）を体験した場合は，より精神面の支援が必要となる．心理職が産科スタッフと連携しながら妊娠・出産の過程をみていくことで，必要に応じてすぐに支援につなげられることが，妊産婦のメンタルヘルスの悪化予防にもつながる．

2）NICU

NICU への入院は母子分離を余儀なくされる．家族の絆が築かれる時期に，母子分離等の予期せぬ事態が起こると親の心が揺れるのは当然のことである．現実を受け止めていかなければならない過程において，情緒的サポートがない場合，うつや不安など，より精神的に不安定になりやすい．NICU 入院を危機的な状況として捉え，予防的関わりも含め，関連するすべての妊産婦を対象にした心のケアが必要である．

心理職は NICU スタッフのチームの一員として妊産婦に接することが大切である．その妊産婦に心理社会的背景要因があってもなくても，子どもの入院における母子分離や子どもの病態に関する心配が加わるため，母親は，メンタルヘルスの上ではハイリスクであることを理解し，母親の気持ちに寄り添うことが必要である．子どものケアを直接担当している医療スタッフには出しにくい母親の心の揺れを引き受ける心理職がいることで，母親の孤独や孤立を避け，目の前の子どもを受け入れる心の準備への歩みを支える．

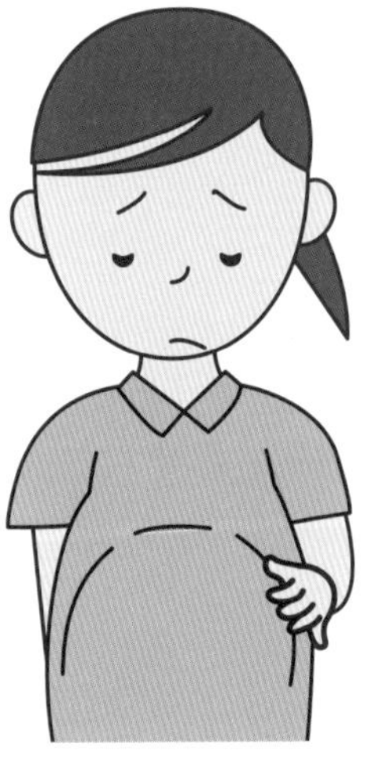

また，子どもにとって親の関わりは重要である．小さな子どもでも人との相互交流が少なくなると引きこもり，不安定にもなる．早産等の子どもが示す反応は小さくわかりづらかったり，状態が不安定であったりするため親の不安も増加しやすい．NICU における子

どもの発達を促進するケア（Developmental Care）も進んできており，子どもと親の相互交流のよいタイミングを見極めながら，お互いの関係が促進されるようスタッフと協働しながら援助している．

3）精神科

精神科既往歴のある妊産婦は，周産期に精神疾患を発症しやすい．精神科チームの一員としての心理スタッフの関わりも重要である．メンタルヘルスの重症度に応じて，心理スタッフが主となる心理的治療や，精神科医師と共に協働して行う精神科医療の中での心理療法を行うことになる．

4）育ちの観点からの援助

極低出生体重児（出生体重が 1500 g 未満）は，発達に偏りがみられることが多い．そのためハイリスク児フォローアップ研究会のプロトコールでは，長期フォローアップが推奨されている．子どもの健診は，子どもの発達や親の精神面を理解できる心理職がライフサイクルを見据えて親子に関われる機会となる．産科，NICU を含む小児領域では，親や子どもの健診時に声をかける等，その場にいて気軽に相談できる存在として，多職種と連携しながら支援が提供できるとよい．

妊産婦に関わる心理職は多領域で活躍しているが，周産期における妊産婦のメンタルヘルス，乳幼児精神保健，そして親子の関係性の重要性を理解した上で，多職種と連携した関わりが求められる．

1）公益財団法人 日本臨床心理士資格認定協会ホームページ．http: //fjcbcp.or.jp/（2020 年 12 月 23 日アクセス）
2）厚生労働省 ホームページ，公認心理師ページ．https: //www.mhlw.go.jp/stf/seisakunitsuite/bunya/0000116049.html（2020 年 12 月 23 日アクセス）
3）永田雅子: NICU における多職種・他機関連携の実際と課題―全国調査の結果から―．日本新生児成育医学会雑誌．2018; 30（1）: 91-98.
4）永田雅子: リスクを抱えた赤ちゃんとの出会いを支える―周産期精神保健の歩みとこれから―．児童青年精神医学とその近接領域．2019; 60（3）: 359-364.

9. 小児科医の役割

妊娠中からの母子メンタルヘルスへの取り組みの目標は，妊娠，出産，育児を通して母親に適切な支援を行い，次世代の子どもの健やかな育ちを支えることである．この長期的な支援の過程において，わが国では多くの場合，生後1か月を境に産科から小児科へ医療機関のバトンリレーを行い，受診の対象も母親から子どもへ移行する．小児科医の役割は子どもの健康と成長発達を支えることであり，母親はそのために子どもを連れて小児科を訪れるが，孤立しがちな現代の育児環境の問題や，産後の母親の精神医学的問題の頻度を考慮すると，小児科医は子どもを診ると同時に，母親の状態や育児の状況に視点を広げて診る必要がある．

このバトンリレーを潤滑にするために，早期に小児科医と母子の接点を作る取り組みが行われている．例えば産科クリニックや総合病院の産科病棟では，小児科医による生後の診察，退院時診察，1か月健診などが行われる．退院時に気になる問題があれば，産後2週間目の健診を利用して接点を作る．母親教室やプレネイタルビジットを通して妊娠中から小児科医と母子の繋がりを作る施設もある[1)]．一方で，産後2か月の予防接種で初めて小児科医と出会う母子も多い．その後もほぼ毎月予防接種が計画され，定期的に小児科を受診する．予防接種の受診時は接種本数も多く多忙であるので工夫は必要だが，メンタルケアやサポートの機会になりうる．

またこの時期には健診事業も妊婦・産婦健診から乳幼児健診へ移行する．多くの市区町村が生後3～4か月時に最初の健診を行っており，乳児期後半の健診を経て，1歳半，3歳児健診へ引き継がれる．健診を担当する小児科医は成長発達の評価や疾病のスクリーニングを行うが，母親の育児不安，育児困難，親子関係や育児環境の問題についても把握する必要があり，各時期に応じたチェック項目が用意されている[2)]．これには保健師，心理士，栄養士など多職種が関わる．現在，妊婦健診から，乳幼児健診など子ども時代に受ける各健診と予防接種などの健康情報が一元的に確認でき，年齢に合わせて引き継いで行けるようなデータ管理システムの導入が取り組まれている．これによってケアのための情報が切れ目なく利活用できることが期待される[3)]．

このように小児科医は日常診療や健診を通して母子メンタルヘルスに関わる．母親が主体的に育児相談で受診する場合もあるが，医療者が母子の問題に気付くことが支援のスタートになる場合もある．例えば産後の母親のうつ症状は，子どもへの心配や育児の悩みに置き換えられて小児科医や看護師に訴えられるかもしれない．「赤ちゃんの具合が悪い」「母乳の飲みが悪い」といった赤ちゃんに対するネガティブに偏った評価や，「自分は母親としての資格がない」「赤ちゃんの世話が十分にできない」といった母親としての自責感や，自己評価の低下として訴えられる．また，「赤ちゃんへの愛情が実感できない」「育児から逃れたい」「赤ちゃんに怒りがわく」といった赤ちゃんへの気持ちの問題は，小児科医など子どもの支援者には打ち明けにくく，苦悩しているかもしれない．このような育児困難の母親側の要因への気づきのためには，母親の精神科既往歴や，若年妊娠，予期せぬ妊娠／計画していない妊娠，夫や実母などのサポート関係の乏しさ，被虐待体験など，妊娠期からの母親のメンタルヘルスのリスク因子についての情報が有用である．母子保健行政や産科領域から情報が共有されていると迅速に把握できる．一方，子ども側の要因の評価は特に小児科医の重要な役割である．医療的ケアの必要な子どもでは負担の軽減を模索する必要がある．神経発達症を疑わせる特徴が育児を困難にしているかもしれない．また，夜泣きや睡眠のリズム，授乳と摂食の問題などには，母子間の関係性が影響している場合がある．さらに経済的問題や住居の問題も要因となる．母親側，子ども側，母子関係，取り巻く環境の問題に分けて要因を把握すると理解しやすい[3)]．

これらの問題は，小児科臨床のみで対応可能なものもあるが，多くは各専門医療機関や療育機関，教育機関，地域行政へのつなぎが必要になる．そのためには母親との信頼関係を構築することが最初のステップである．母親の訴えが偏っていても丁寧に聞くことから始める．早々に答えを提示し，教育指導的にアドバイスしてしまわないように気を付ける．例えば「お母さんが心配だと感じる点は大事なので，次は少し具体的に○○について見てみましょうか」と次回につなげる工夫をする．チャンスがあれば「赤ちゃんのことは心配ですね．お母さんは疲れていませんか？」「眠れていますか？」「ごはんは美味しく食べれていますか？」と尋ねる．産後の母親の睡眠の問題や食事の問題から始め，心身の健康状態について触れる．本書の資料集にある３つの質問票はこのような場合にも利用でき，他職種と連携する際に共有可能なツールである．

1）本田義信: なぜ今メンタルヘルスケアなのか？　小児科からの取り組み．1カ月健診までの母子のかかわり方．周産期医学．2017; 47（5）: 671-674.
2）国立研究開発法人国立成育医療研究センター: 乳幼児健康診査事業実践ガイド．平成29年度子ども・子育て支援推進調査研究事業 乳幼児健康診査のための「保健指導マニュアル（仮称）」及び「身体診察マニュアル（仮称）」作成に関する調査研究．平成30年3月．
3）データヘルス時代の乳幼児健康診査事業企画ガイド～生涯を通した健康診査システムにおける標準的な乳幼児健康診査に向けて～．厚生労働行政推進調査事業費補助金　成育疾患克服等次世代育成基盤研究事業（健やか次世代育成総合研究事業）乳幼児健康診査に関する疫学的・医療経済学的検討に関する研究．令和2年3月．

Column 5

産後ケア事業と産後ケアセンター

2019年12月に「母子保健法の一部を改正する法律」が公布され，「産後ケア事業」の実施が市区町村の努力義務となった．また，「産前・産後サポート事業および産後ケア事業ガイドライン」も2020年に改定され，里帰り出産，多胎児の家族，養親や父親等への支援の必要性等が強調された．

産後ケア事業とは，市区町村が主体となり，出産後1年以内の心身の不調や育児不安等がある女性および乳児等に対して，必要とする心身の状態に応じた身体的ケアや保健指導，心理的ケア，育児の相談や援助，生活の相談や支援等を実施し，産後うつ病などを予防して，母子とその家族が健やかな育児ができることを目的とする．地域におけるニーズや社会資源等の状況から，短期入所（ショートステイ）型，通所（デイサービス）型，居宅訪問（アウトリーチ）型の3種類の実施方法がある．

産後ケアセンターとは，市区町村あるいは社会福祉法人等が主体となって，母子を短期入所させて施設においてケアを行う短期入所型の児童福祉法上の児童福祉施設をいう．

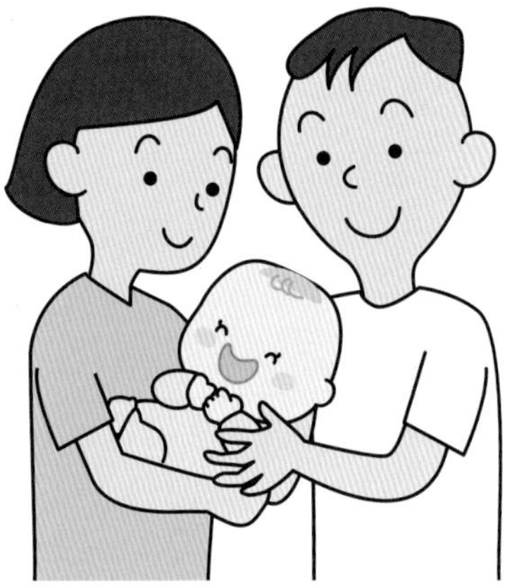

Column 6

個人情報の取り扱い

医療従事者が，「要支援児童」や「特定妊婦」と判断される患者の情報を行政機関に通告する際には，個人情報の取り扱いに留意しなければならない．

医師，助産師，看護師等の医療従事者は，職務上の守秘義務を負っている．また，医療機関は，事業者として個人情報の保護に関する法律（以下「個人情報保護法」）の規定により「個人情報取扱事業者」としての義務を負っている．さらに，妊産婦本人の同意なく行政機関に情報提供を行った場合に，当該者の心情を損ない，その後の支援にスムーズに移行できなくなる恐れがある．民事上のトラブルのリスクを回避するためにも，各医療機関・医療従事者は原則として，妊産婦本人の同意を得たうえで，情報提供を行うことが望ましい．ただし，医療従事者が守秘義務違反として罰せられるのは「正当な理由なく業務上の秘密を漏らした」場合であり，要保護児童，要支援児童，特定妊婦等と判断された場合に通告することは，児童福祉法（2016 年改正）に基づくものであり（p22）**表**，守秘義務違反にはあたらない．必要と判断した場合には，ためらわずに通告することが望ましい．

表　個人情報保護法において例外的に本人の同意が必要ない場合

1	法令に基づく場合（例） 1）児童虐待を受けたと思われる児童を発見した時の通告 2）要保護児童，要支援児童，特定妊婦を把握した時の報告 3）要保護児童対策地域協議会から依頼があった時の情報提供
2	人の生命，身体または財産の保護のために必要がある場合であって，本人の同意を得ることが困難であるとき
3	公衆衛生の向上または児童の健全な育成推進のために，特に必要がある場合であって，本人の同意を得ることが困難であるとき
4	国の機関もしくは地方公共団体または，その委託を受けた者が法令の定める事務を遂行することに対して協力する必要がある場合であって，本人の同意を得ることにより当該業務の遂行に支障を及ぼすおそれがあるとき

《要保護児童，要支援児童，特定妊婦の定義》【児童福祉法 第６条の３第５項及び第８項】

- **要保護児童**: 保護者のない児童または保護者に監護させることが不適当であると認められる児童
- **要支援児童**: 保護者の養育を支援することが特に必要と認められる児童（要保護児童を除く）
- **特定妊婦**: 出産後の養育について出産前において支援を行うことが特に必要と認められる妊婦

IV MCMC（Mental Health Care for Mother & Child）母と子のメンタルヘルスケア研修会

1. 母と子のメンタルヘルスケア研修会がめざすもの

(1) 母と子のメンタルヘルスケア研修会がめざすもの

母と子のメンタルヘルスケア研修会がめざしているのは，周産期医療に携わるすべての医療行政スタッフが，妊産婦のメンタルヘルスケアについて共通の認識を持ち，メンタルヘルスのスクリーニングと基本的なケアを行うことができ，さらに多職種が協働して妊産婦のメンタルヘルスケアを行うことにより，母子とその家族が健康で不安のない生活を送ることができるよう支援していくことである．

この目的のために本研修会では，入門編，基礎編，応用編の３段階のプログラムが準備されており，各プログラムはいずれもe-learningによる事前学習と集合研修会でのグループワークを取り入れた実践的な研修から構成されている．入門編では，妊娠から産後にかけての女性の心理的変化を理解し，本研修会が推奨する「3つの質問票」を使った妊産婦メンタルヘルスのスクリーニングができるようになることが目標であり，基礎編では周産期の精神障害と向精神薬による治療についての知識を習得し，支援が必要な妊産婦に対して「傾聴と共感」による基本的なケアができるようになることを目指している．さらに応用編では，多職種連携の必要性を判断し，行政その他の組織や機関による妊産婦支援のために利用可能な社会資源についての知識を身につけることによってこれを実践していくことと，地域での研修会開催や事例検討を行っていくための技術の習得が目標になっている．入門編と基礎編は研修会として開催されるが，応用編は指導者講習会として位置づけられており，参加者には３つのプログラムを順番に修了し，最終的には医療機関や地域で周産期メンタルヘルスケアを推進していく人材として活躍していただくことを期待している表1．

また，メンタルヘルスケアのレベルという点からみると，この研修会のプログラムが目指しているのは，全ての妊産婦を対象にしたポピュレーションアプローチである図1．保健活動の方法として，すでに疾病を発症したり，発症するリスクの高い対象に対して専門的な立場からの介入を行うハイリスクアプローチに対して，リスクの有無は問わず，集団全体に働きかけてそのリスクを低減させようという介入方法をポピュレーションアプローチと呼んでいるが，本研修会ではこのポピュレーションアプローチの考え方に基づいて，全ての妊産婦を対象にメンタルヘルスのスクリーニングと基本的なケアを行い，専門的な介入が必要な妊産婦を早期に発見すると同時に，集団全体のリスク低減を目指している．

表1　MCMC 母と子のメンタルヘルスケア研修会プログラム

コース	入門編	基礎編	応用編
目　標	・妊産婦の心理的変化を理解する ・質問票を使ったメンタルヘルスのスクリーニングができる	・周産期の精神障害を理解する ・支援が必要な妊産婦に対して「傾聴と共感」を実践することができる	・多職種連携の必要性の判断とその実践を行う ・社会資源についての知識を身につける ・地域での研修会開催や事例検討を行う
内　容*	1. 母子の愛着形成について 2. 周産期メンタルヘルスの重要性と日本産婦人科医会の取り組み	1. 周産期精神障害についての実践的知識 ①周産期の精神障害 ②向精神薬による薬物療法	1. 連携のためのプログラム ～連携の実際と社会資源の活用～
	3. 周産期メンタルヘルスの基礎知識 ①母子の関係性と妊産婦の対応の基本 ②妊産婦のメンタルヘルスの不調と対応 4. 支援が必要な妊産婦のスクリーニング（3つの質問票の使い方） 5. 3つの質問票使用の実際	2. 支援が必要な妊産婦への対応 ～メンタルヘルスケアにおける傾聴と共感～	2. 事例検討のためのプログラム 3. 事例検討の進め方 ～ファシリテーターの役割～
	6. 質問票を使った面接のロールプレイ（ビデオ）	3. 傾聴と共感のロールプレイ（全員参加）	4. 事例検討の実際 ～ファシリテーター研修（実習）～
	7. 事例検討（グループワーク）	4. 事例検討（グループワーク）	5. 事例検討（グループワーク）
研修方法	研修会（入門編）	研修会（基礎編）	指導者講習会

＊網掛けは e-learning

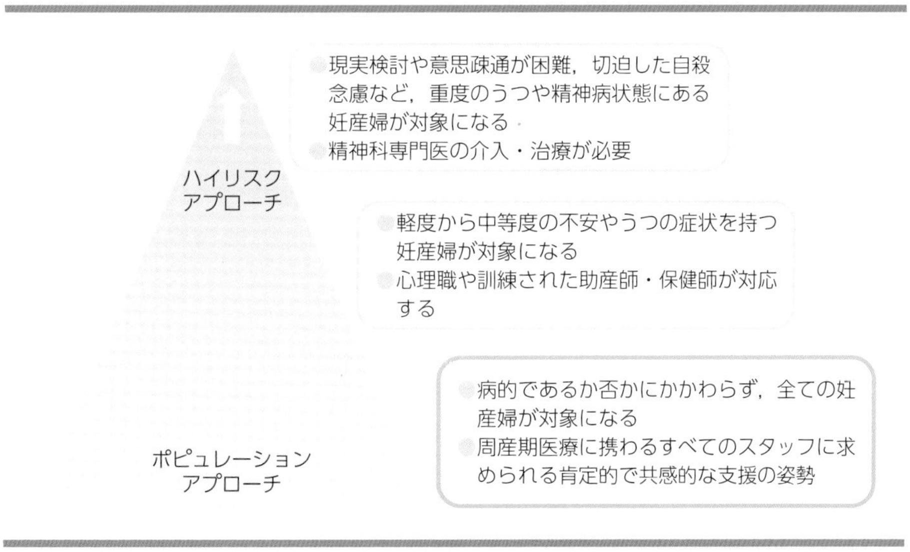

図1　母と子のメンタルヘルスケア研修会が目指すもの

(2) スクリーニングの時期と評価法

メンタルヘルスケアと育児支援の対象になる妊産婦は具体的には次の３つの場合である.

支援の対象となる妊産婦

1. 予期せぬ妊娠 / 計画していない妊娠，夫や実母などから情緒的サポートがない，精神科既往歴があるなど，出産前から育児環境の不全が想定される.
2. うつなどの精神症状がみられる.
3. 子どもに対して怒りなどの否定的な感情を抱き，不適切な育児態度や行動が危惧される.

これらの妊産婦や育児中の女性が精神科医療機関へアクセスすることは容易ではなく，ケアや治療は，それらの内容や重症度および発現する時期により異なる．関わるべきスタッフは，産科や小児科の医師，地域保健福祉関連の行政スタッフ，心理職や精神科の医師および助産師を含む看護職など多岐にわたるため，多領域多職種に共有できるツールを用いての連携支援が望ましい.

上記のそれぞれの状況に対応して，以下の３つの自己記入式質問票を活用してアセスメントを行い，支援につなげる.

質問票Ⅰ　育児支援チェックリスト
質問票Ⅱ　エジンバラ産後うつ病質問票（EPDS）
質問票Ⅲ　赤ちゃんへの気持ち質問票

ここでは，産科医療機関において，妊娠初期（初回面接時），妊娠中期，出産時，産後（2 週および 1 か月）の 5 つのポイントで，3 つの質問票を中心としたツールでスクリーニングを行い，産科医療機関におけるケアまたは多職種連携による支援を行う方法をまとめているが図 2，図 3，表 2，これを参考にして，それぞれの地域や施設の状況に応じて可能な範囲での体制づくりが行われることが望ましい.

JCOPY 498-16022

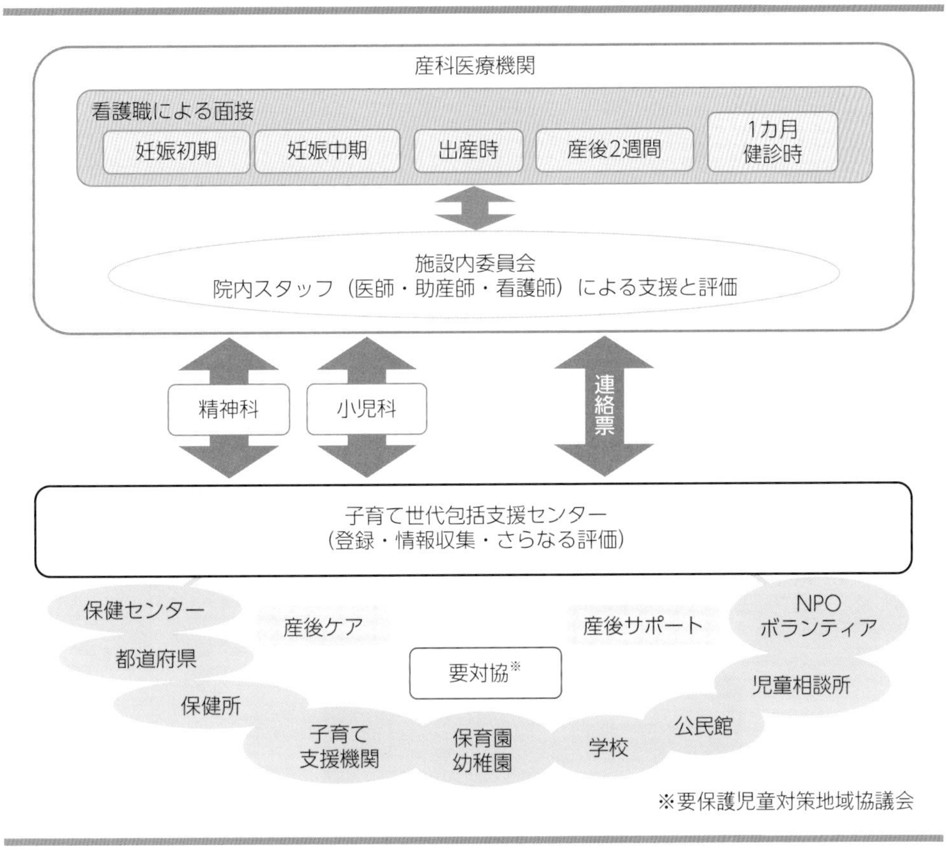

図2　妊産婦メンタルヘルスケアのための評価と連携

表2　各時期に行うスクリーニングとその目的

時　期	使用する質問票	目　的
妊娠初期	初診時問診票	今後の育児について想定される状況についての包括的な評価と要支援妊婦の把握
妊娠中期 （25～28週）	Ⅰ．育児支援チェックリスト Ⅱ．エジンバラ産後うつ病質問票（EPDS）	妊婦の心理状態と背景要因の把握
出産時 （入院中）	Ⅰ．育児支援チェックリスト Ⅱ．エジンバラ産後うつ病質問票 Ⅲ．赤ちゃんへの気持ち質問票	出産や児に対する気持ちの把握と産婦を支えるサポートシステムの確認
産後２週間	Ⅱ．エジンバラ産後うつ病質問票 Ⅲ．赤ちゃんへの気持ち質問票	母親の心理状態と児に対する気持ちの把握
産後１か月	Ⅱ．エジンバラ産後うつ病質問票 Ⅲ．赤ちゃんへの気持ち質問票	母親の心理状態・生活状態と児に対する気持ちの把握

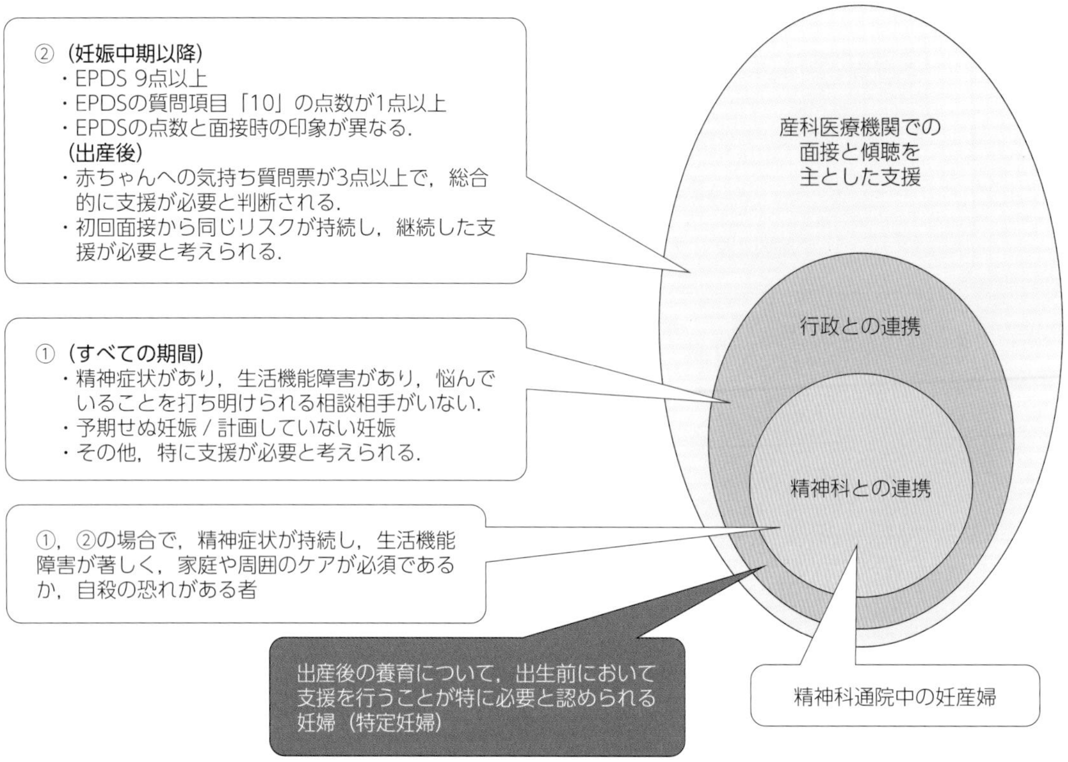

図 3　必要な支援の判断基準

以下に各時期で行うスクリーニングとケアのポイントについて述べる．

1）妊娠初期（初回面接時）

妊娠初期のアセスメントは，**妊婦と今後の育児について想定される状況についての包括的な評価と要支援妊婦の把握が主要な目的**になる．メンタルヘルスの評価とケアのためには，初回面接時の対応が最も重要である．偏見を捨て，共感をもって，妊産婦の話を聴くことがケアの基本となる．

① 初診時問診表（資料集 p166）またはアセスメントシート（資料集 p172～174）などを用いてスクリーニングを行う．

② 今回の妊娠に対する気持ちを傾聴することが最も大切である．妊婦が記入した初診時問診票の内容にそって，共感の気持ちをもって面接を行う．

③ 以下の妊婦については，本人の同意を得て，子育て世代包括支援センターに情報提供を行う．

a）予期せぬ妊娠 / 計画していない妊娠: 妊娠したことをとまどっている

b）悩んでいることを打ち明けられる相談相手がいない

c）精神症状があり生活に支障をきたしている（精神科に紹介するほどではない）

d）その他（特に支援が必要と考えられる:（例）経済的に困難で福祉的支援が必要など）

※出産後に極めて不適切な養育が危惧され，出産前から自治体との連携した支援が必要と考えられる場合は，同意が得られなくても子育て世代包括支援センターと情報共有を行う（特定妊婦の項 p22 参照）．

④ 上記の妊婦については，健診時に施設内委員会のスタッフが面接を行い，生活状況や心理状態の把握に努めるとともに，傾聴を主体とした支援を継続して行う．

⑤ 上記の妊婦で，精神症状があり生活機能障害（家事や育児などの日常生活に支援者がいないと成り立たない等）が著しく，家族や周囲のケアが必須であるか，自殺の恐れがある者は精神科医に紹介し，連携した支援を行う．また子育て世代包括支援センターにも情報提供し，保健師の訪問支援を依頼する．

⑥ 精神科通院中の妊婦は，精神科主治医と連絡をとり，連携した支援を行う．

2）妊娠中期（25～28 週）

妊娠中期のアセスメントは，**妊婦の心理状態と背景要因を把握することが目的**になる．

① 育児支援チェックリスト，エジンバラ産後うつ病質問票（EPDS）を用いてスクリーニングを行う．
※育児支援チェックリストは，妊娠中に行う場合には，質問項目 8，9 は省いて使用する．

② 今回の妊娠に対する気持ちを傾聴することが最も大切である．妊婦が記入した質問票の内容にそって，共感の気持ちをもって面接を行う．

③ 以下の妊婦については，本人の同意を得て，子育て世代包括支援センターに情報提供を行う．また健診時に施設内委員会のスタッフが面接を行い，生活状況や心理状態の把握に努めるとともに，傾聴を主体とした支援を継続して行う．
a）精神症状があり，生活機能障害（家事や育児などの日常生活に支援者がいないと成り立たない等）があり，悩んでいることを打ち明けられる相談相手がいない
b）予期せぬ妊娠 / 計画していない妊娠: 妊娠したことを本人およびパートナー，家族が心から喜び，出産を待ち望んでいる状態ではない
※出産後に極めて不適切な養育が危惧され，出産前から自治体との連携した支援が必要と考えられる場合は，同意が得られなくても子育て世代包括支援センターと情報共有を行う（特定妊婦の項 p22 参照）．

④ 以下の妊婦は，健診時に施設内委員会のスタッフが面接を行い，生活状況や心理状態の把握に努めるとともに，傾聴を主体とした支援を継続して行う．
a）EPDS 9 点以上
b）EPDS の質問項目「10」の点数が 1 点以上
c）EPDS の点数と面接時の印象が異なる（p85 参照）
※ EPDS は今日では国内外で妊娠中から使用されているが，日本では妊娠中のカットオフポイントは明らかではないので，本マニュアルでは 9 点を参考値として使用している．

⑤ 上記③，④の妊婦で，精神症状が持続し，生活機能障害が著しく，家族や周囲のケアが必須であるか，自殺の恐れがある者は精神科医に紹介し，連携した支援を行う．また子育て世代包括支援センターにも情報提供し，保健師の訪問支援を依頼する．

⑥ 精神科通院中の妊婦は，精神科主治医と連絡をとり，連携した支援を行う．

3）出産時（入院中）

出産時のアセスメントは，**出産や児に対する気持ちを把握することが目的**になる．

① 育児支援チェックリスト，エジンバラ産後うつ病質問票（EPDS），赤ちゃんへの気持ち質問票の3つの質問票を用いてスクリーニングを行う．

② 初回面接から行ってきた質問票の結果も含め，総合的に評価する．

③ 以下の母親については，本人の同意を得て，子育て世代包括支援センターに情報提供を行い，産後ケアでの支援を依頼する．また施設内委員会のスタッフが傾聴を主体とした支援を継続して行う(産後2週間健診，1か月健診時も面接を行う)．

a）精神症状があり，生活機能障害（家事や育児などの日常生活に支援者がいないと成り立たない等）があり，悩んでいることを打ち明けられる相談相手がいない

b）予期せぬ妊娠 / 計画していない妊娠: 妊娠したことを本人およびパートナー，家族が心から喜び，出産を待ち望んでいる状態でなかった

c）その他の理由で帰宅後の育児に困難があると予測される

※退院後に極めて不適切な養育が危惧される場合は，同意が得られなくても子育て世代包括支援センターと情報共有を行う（個人情報の取り扱いの項 p63 参照）．

④ 以下の母親は，施設内委員会のスタッフが面接を行い，生活状況や心理状態の把握に努めるとともに，傾聴を主体とした支援を継続して行う（産後2週間健診，1か月健診時も面接を行う）．

a）EPDS 9点以上

b）EPDS の質問項目「10」の点数が1点以上

c）赤ちゃんへの気持ち質問票の合計点数が3点以上で，他の質問票と総合して特に支援が必要と判断される

d）初回面接から出産後までの期間に，3つの質問票でチェックされた状況が持続し，継続した支援が必要と判断される

⑤ 上記③，④の母親で，精神症状が持続し，生活機能障害が著しく，家族や周囲のケアが必須であるか，自殺の恐れがある者は精神科医に紹介し，連携した支援を行う．また子育て世代包括支援センターにも情報提供し，産後ケアでの支援を依頼する．

⑥ 精神科通院中の母親は，精神科主治医と連絡をとり，連携した支援を行う．

⑦ 子どもに異常があった場合は，小児科と連携した支援を行う．

4）産後 2 週間

産後 2 週間健診時のアセスメントは，**母親の心理状態や児に対する気持ちを把握することが目的**になる．

① エジンバラ産後うつ病質問票（EPDS），赤ちゃんへの気持ち質問票を用いてスクリーニングを行う．

② 質問票から得られた問題点について，理解と共感をもって傾聴する．

③ 以下の母親については，本人の同意を得て，子育て世代包括支援センターに情報提供を行い，産後ケアでの支援を依頼する．また施設内委員会のスタッフが傾聴を主体とした支援を継続して行う（1 か月健診時も面接を行う）．

a）精神症状があり，生活機能障害（家事や育児などの日常生活に支援者がいないと成り立たない等）があり，悩んでいることを打ち明けられる相談相手がいない

b）予期せぬ妊娠 / 計画していない妊娠: 妊娠したことを本人およびパートナー，家族が心から喜び，出産を待ち望んでいる状態でなかった

c）その他の理由で自宅での育児に困難があると予測される

※自宅での養育が極めて不適切である可能性が危惧される場合は，同意が得られなくても子育て世代包括支援センターと情報共有を行う（個人情報の取り扱いの項 p63 参照）．

④ 以下の母親は，施設内委員会のスタッフが面接を行い，生活状況や心理状態の把握に努めるとともに，傾聴を主体とした支援を継続して行う（1 か月健診時も面接を行う）．

a）EPDS 9 点以上

b）EPDS の質問項目「10」の点数が 1 点以上

c）赤ちゃんへの気持ち質問票の合計点数が 3 点以上で，他の質問票と総合して特に支援が必要と判断される

d）初回面接から産後 2 週間までの期間に，3 つの質問票でチェックされた状況が持続し，継続した支援が必要と判断される

⑤ 上記③，④の母親で，精神症状が持続し，生活機能障害が著しく，家族や周囲のケアが必須であるか，自殺の恐れがある者は精神科医に紹介し，連携した支援を行う．また子育て世代包括支援センターにも情報提供し，産後ケアなどを含めた支援を依頼する．

⑥ 精神科通院中の母親は，精神科主治医と連絡をとり，連携した支援を行う．

⑦ 子どもに異常があった場合は，小児医療機関等と連携して支援を行う．

⑧ 理由なく来院しなかった母親で，それまでの経過から支援が必要と判断される場合は，行政への情報提供を考慮する．

5）産後１か月

産後１か月健診時のアセスメントは，**母親の心理状態や生活状態および児に対する気持ちを把握することが目的**になる.

① エジンバラ産後うつ病質問票（EPDS），赤ちゃんへの気持ち質問票を用いてスクリーニングを行う.

② 質問票から得られた問題点について，理解と共感をもって傾聴する.

③ 以下の母親については，本人の同意を得て，子育て世代包括支援センターに情報提供を行い，産後ケアでの支援を依頼する.

a）精神症状があり，生活機能障害（家事や育児などの日常生活に支援者がいないと成り立たない等）があり，悩んでいることを打ち明けられる相談相手がいない

b）予期せぬ妊娠 / 計画していない妊娠: 妊娠したことを本人およびパートナー，家族が心から喜び，出産を待ち望んでいる状態でなかった

c）その他の理由で自宅での育児に困難があると予測される

※自宅での養育が極めて不適切である可能性が危惧される場合は，同意が得られなくても子育て世代包括支援センターと情報共有を行う（個人情報の取り扱いの項 p63 参照）.

④ 以下の母親は，施設内委員会のスタッフが面接を行い，生活状況や心理状態の把握に努めるとともに，傾聴を主体とした支援を行う．必要に応じて子育て世代包括支援センターを通じて産後ケアでの継続的支援を依頼する.

a）EPDS 9 点以上

b）EPDS の質問項目「10」の点数が 1 点以上

c）赤ちゃんへの気持ち質問票の合計点数が 3 点以上で，他の質問票と総合して特に支援が必要と判断される

d）初回面接から産後 1 か月までの期間に，3 つの質問票でチェックされた状況が持続し，継続した支援が必要と判断される

⑤ 上記③，④の母親で，精神症状が持続し，生活機能障害が著しく，家族や周囲のケアが必須であるか，自殺の恐れがある者は精神科医に紹介し，連携した支援を行う．また子育て世代包括支援センターにも情報提供し，産後ケアなどを含めた支援を依頼する.

⑥ 精神科通院中の母親は，精神科主治医と連絡をとり，連携した支援を行う.

⑦ 子どもに異常があった場合は，小児医療機関等と連携して支援を行う.

⑧ 理由なく来院しなかった母親で，それまでの経過から支援が必要と判断される場合は，行政への情報提供を考慮する．

通常，産科医療機関での健診は産後 1 か月で終了する．しかし，この時点でさらなる支援や見守りが必要と考えられる産婦は，行政その他の連携機関との関係が確立することを確認するまで，産科医療機関の外来または産科医療機関で行う産後ケア事業などでのケアを継続し，産科医療機関を離れた後に脱落することのないよう十分に配慮することが望ましい（ハイリスク妊産婦連携指導料は産科では産後 2 か月まで算定できる）．

2．入門編

（1）母子の関係性と妊産婦への対応の基本

妊産婦のメンタルヘルスケアを担うのは，パートナー，家族，医療・保健・福祉・教育の従事者など多岐にわたる．ここでは，妊産婦のケアを担う人々の基本的な対応のあり方について概観する．

1）心構え

妊産婦は母親としての役割を担い，新しいアイデンティティを築いていく途上にある．母性の芽生えと共に警戒心を強め，子どもに関する心配や不安を抱き，「自分は母親としてうまくやれているだろうか」と気にかけている．周囲の人々からの肯定的な評価や承認は妊産婦のアイデンティティの確立に寄与し，心配や不安を妥当なものであると保証するものとなる．妊産婦の気持ちを尊重し，優しく温かみのある感情で接することが，安心と周囲への信頼を生み，援助の受け入れを可能にする．過去の対人関係において傷つきを経験している妊産婦ほど援助の受け入れに抵抗を感じ，信頼関係の構築に時間を要する．また，周産期の様々な心理社会的変化によってソーシャルサポートを失い，孤立している妊産婦も多い．信頼できる人からの援助で温かく包み込まれてこそ，妊産婦は安心して子どもを育む母親になっていくことが出来る．周囲の人々が時間をかけて妊産婦の気持ちに寄り添い，信頼を得て，切れ目なく援助することが望ましい．

2）事前の準備

妊産婦のメンタルヘルスケアを目的とした話し合いや面談を行うためには，事前準備として，静かでプライバシーが保たれる場所と十分な時間を確保することが大切である．それによって，あなたの話を聴く準備がある，という意思を示すことにもつながる．時間は無制限ではなく，毎回一定の時間の枠を決めて話し合いや面談を行うことが望ましい．その方が妊産婦も見通しを立てて安心して話すことが出来る．

3）話の導入

いざ面と向かっても妊産婦は警戒していたり，何を話せばいいのかわからなかったりして，会話が進まないこともある．話の導入としては，妊産婦のメンタルヘルスがいかに重要かを伝えて，子どものことではなく自分のことを話してもらいたい，あなたをケアするための場であることを示したい．同時に，話したくないことは話さなくてよいことも保証することが重要である．

4）傾聴

話し合いや面談の中で妊産婦が語り始めたら，聴く側の先入観や価値観をおいて，口を挟まずに最後まで傾聴する．話すことで少しずつ自らの感情や考えに気づき，整理することが出来るようになっていくことも多い．語られる内容からは，相手を理解するための情

JCOPY 498-16022

報が得られる．話が分かりにくい時だけ話の腰を折らないように簡潔に質問し確認をすることが望ましい．

5）共感

傾聴していくなかで共感，つまり相手の気持ちを同じように感じようと試みるが，聴く側が相手と同じ経験をしているわけではないため，全く同じ気持ちになるのは難しい．したがって，安易に「私にはあなたの気持ちがわかります」とは言うことはできない．相手の気持ちを同じように感じよう，わかろうと努めることに意味があり，信頼関係の構築につながる．共感するなかで，おのずと相手の役に立ちたいという気持ちが湧き，問題解決のための助言や提案をしたくなるのは当然のことであるが，まずは問題解決ではなく気持ちの理解を優先し傾聴に徹することが望ましい．

6）見逃してはいけない言葉や表情

なんとなくいつもと違う様子に気づいたらこちらが心配していることを伝えたうえで「何かありましたか」と自然な形で声をかけることが望ましい．

- 上の空でぼんやりしている
- 何でもないことで涙ぐむ
- 同じことばかり話す

これらの様子はうつ病などによって思考や感情に影響が及ぼされている可能性を示している．日常生活（身の回りのこと，家事，育児）に支障を来していないかを確認すべきである．

- 自分を責める気持ちが必要以上に強い
- 自殺や虐待をほのめかす

うつ病などによって必要以上に自分を責める気持ち（自責感）が強まることがある．自責感は自殺などにつながりやすいため見逃せない徴候の一つである．「死にたい」や「虐待してしまいそう」などと打ち明けられるのは妊産婦からのSOSのサインでもある．まずは打ち明けてくれたことを労い，なぜそのような気持ちになるのかを尋ね，傾聴することが望ましい．死にたい衝動を抑えられない，あるいは実際に死のうと試みたなど切迫している場合は早急に精神科医療機関への受診が必要である．子どもの安全が守られない状況であれば児童相談所への相談を考慮する．

- 非現実的なこと（妄想）を言う
- 落ち着きがなく，じっとしていられない

- 衝動的で，行動が抑制できない

これらはうつ病だけでなく双極性障害，統合失調症，産褥精神病などの可能性があり，特に産後は急性の変化を来すことがあるため，早急に精神科医療機関の受診を要する．

7）言ってはいけない言葉

- 頑張れ，なせばなる
- お母さんなのだからしっかりしないと

うつ病の妊産婦などは病状によって頑張りたくても頑張れない状態になっている．安易な励ましはかえって相手を追い詰めてしまう．

- 「死ぬ」なんて言ってはダメ
- 自傷をやめなさい
- 「赤ちゃんを殺したい」なんて考えちゃダメ

SOS を発して援助を求めている妊産婦に対し，「～してはダメ」と否定してしまうと，つらさを打ち明けることさえも否定されたように感じてしまう．また，「自分はダメな母親だと思われているのではないか」と不安に思っている母親ほど，自分を批判されているように捉えて自信を失い，それ以上，相手に心を開かなくなってしまうだろう．まずは「どうしてそのように思う（行動する）のですか？」と，理由を知りたいという気持ちを丁寧に示す．そして，つらさに共感することが出来れば，「そのような状況であったから～と思う（行動する）くらいつらい気持ちになったのですね」とこちらが理解したことを伝え返すことが望ましい．

（2）妊産婦のメンタルヘルスの不調と対応

1）気分障害と神経症性障害

気分障害には，うつ病と双極性感情障害が，神経症性障害には，パニック障害，社交不安障害，全般性不安障害，強迫性障害などがある．それぞれの疾患の特性，個々の重症度により対応が異なるため，妊娠中からの疾患ごとの評価や対策を要する．妊娠後に発症するものとしては，特に産褥期に顕在化することが多いが，重症度や頻度からも，うつ病がもっとも重要視され，自殺予防対策が課題になると考えられる表．

うつ病の重症度は，大まかに，日常生活が継続できる軽症，切迫した希死念慮や身体状況の悪化などで即入院を要する重症，軽症と重症の間の中等症に分類される．軽症では，地域の保健師や助産師などによるケアや環境調整のみで改善が得られる場合も少なくないが，中等症以上では，専門的な治療が必要となるため，精神科への受診につなぐことが重

表　うつ病の診断基準

以下の症状のうち５つ（またはそれ以上）が同一の２週間に存在 少なくとも１つは，１ 抑うつ気分または ２ 興味または喜びの著しい減退
1. 抑うつ気分
2. 興味，喜びの著しい減退
3. 体重減少，あるいは体重増加，または食欲の減退または増加
4. 不眠または睡眠過多
5. 焦燥または制止
6. 易疲労性，または気力の減退
7. 無価値観，または過剰あるいは不適切な罪責感
8. 思考力や集中力の減退，または決断困難
9. 死についての反復思考，自殺念慮，自殺企図，または自殺の計画

要である．

2）精神病性障害

代表的な疾患は統合失調症であり，妊娠中からの支援が重要である．産褥期に発症するものとして，産褥精神病があるが，頻度は少ないものの，産後数日から数週以内に急性発症し，幻覚，妄想，錯乱などを呈するため，入院を要することが多い．

3）知的障害や発達障害

妊娠中の身体管理が不十分な妊産婦や，飛び込み出産で来院する妊産婦は，知的障害の基準を満たさないものの，境界域の知的な問題を抱えていることがある．また，対人コミュニケーションに問題を抱えた自閉症スペクトラム障害の妊産婦も育児に支障をきたすことが予測される．これらの疾患は，精神科的な薬物療法で改善が得られるものではないが，育児に関する支援を検討する上で重要と考えられる．

4）精神科での入院加療

精神科の入院には，一般の場合と異なり，患者の意志にもとづく**任意入院**，病識が欠如し保護義務者と精神保健指定医の判断による**医療保護入院**，自傷他害の危険性が高くもっとも強制力のある**措置入院**などの複数の形態がある．病識があり，入院に対し同意が得られる場合は任意入院となるが，病状が不安定で，病識がなく，自らの意思で入院の継続が困難と考えられる場合は医療保護入院となる．措置入院は，自殺行為や，心中も含め他害行為がみられ，警察に保護を求める必要がある場合などで精神保健指定医２名の判断（緊急措置入院は１名）により決定されるものとなっている．

（3）スクリーニングの必要性

1）なぜ周産期にメンタルヘルスのスクリーニングを行うのか？

周産期は精神疾患の発症や，再発，増悪のリスクが高まるといわれている[1)]．特にうつ

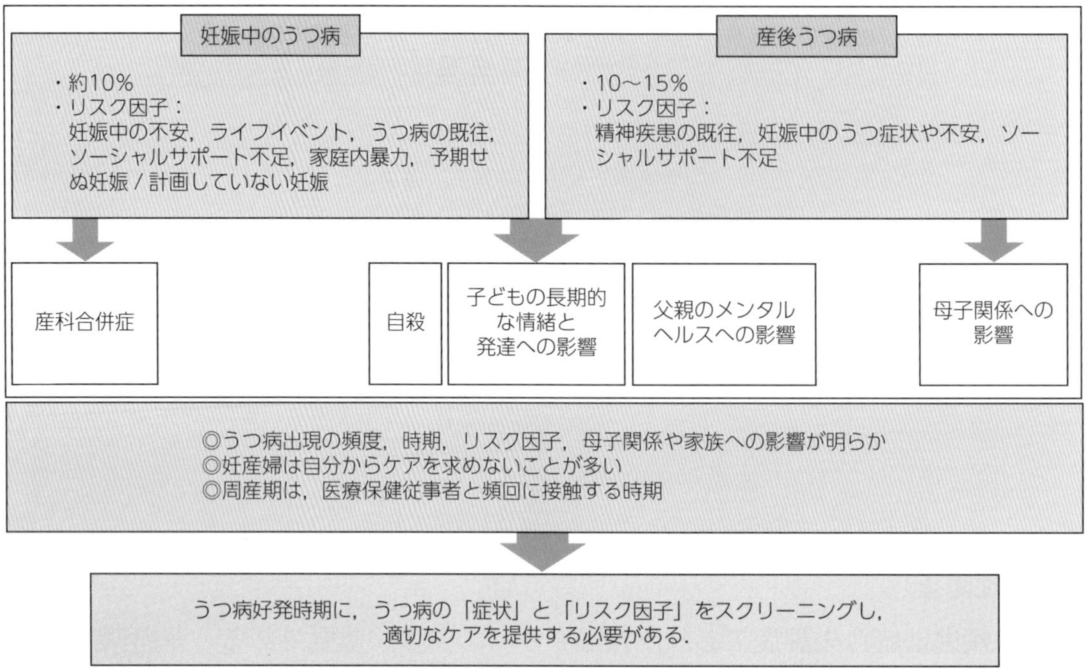

図　なぜ周産期にメンタルヘルスのスクリーニングを行うのか？

病について様々なエビデンスが明らかになっている.

＜妊娠中のスクリーニング＞

・妊娠中のうつ病は，約 10%に発症する.

・妊娠中のうつ病のリスク因子は，妊娠中の不安，ライフイベント，うつ病既往，ソーシャルサポート不足，家庭内暴力，予期せぬ妊娠 / 計画していない妊娠などである[2)].

・妊娠中のストレスや抑うつ，不安は，早産や低出生体重児といった産科的合併症や，長期的な子どもの情緒と発達に影響する[3)].

＜産後のスクリーニング＞

・産後は 10～15%前後にうつ病が発症する.

・産後うつ病のリスク因子は，精神疾患の既往，妊娠中のうつ症状や不安，ソーシャルサポート不足などである[4)].

・産後うつ病は産後数か月以内に発症し，好発時期は産後 4 週以内である[5)].

・英国における妊産婦死亡の調査で，母体死因のトップが自殺であり，自殺の原因にうつ病の占める割合が多かった[6)]. 日本においても妊産婦死亡に占める自殺の割合が多い[7)].

・母子心中や嬰児殺しの背景には産後うつ病が関連していたという事例がある.
・産後うつ病は, 母子関係や長期的な子どもの情緒と発達に影響する[8].
・母親のうつ病は父親のうつ病に関連し, 周産期における父親のうつ病発症は増加する[9].

以上より,

1. 周産期のうつ病は, 発症頻度や発症時期がわかっているのでスクリーニングのタイミングの的が絞りやすい.
2. リスク因子が明らかであり, スクリーニングの項目に何を入れるか, 何を把握するべきかがはっきりしている.
3. 妊婦のストレスを把握しケアすることで産科的合併症の増加を少なくする可能性が報告されているため, 妊婦のスクリーニングには産科的合併症および児に関する合併症を軽減できる可能性が包括されており, 試みる価値がある.
4. 産後うつ病の母親は自分からはケアを求めにくいため[10], 医療保健従事者側から積極的にスクリーニングをする必要がある.
5. 周産期は, 医療保健従事者に頻回に接触する時期であり, 周産期にメンタルヘルスのスクリーニングを行うことが可能である.
6. 児や家族への好ましくない影響を予防できる可能性がある.

2) 誰をスクリーニングするのか？

援助すべき対象をスクリーニングする. 援助すべき対象とは, 以下である.

① 既に何らかの心理的問題・精神的問題を有している妊産婦
抑うつ症状, 不安, 不眠といった他の心理的問題・精神的問題を有する妊産婦についても多面的にスクリーニングを行う必要がある.

② ①はまだ出現していないが, 心理的問題・精神的問題が出現するリスク因子を持つ妊産婦である.

3) いつスクリーニングを行うのか？

妊娠中からのうつ症状と心理社会的リスク因子をスクリーニングする. 産後にスクリーニングされるうつ病のうち, 約半数は妊娠中の発症である[2]. 妊娠中のうつ病は強力な産後うつ病のリスク因子[4]であり, 産後うつ病のリスク因子は既に妊娠中から聴取可能である.

4) どのようなツールを用いてスクリーニングするのか？

うつ病のスクリーニングとして, エジンバラ産後うつ病質問票 (Edinburgh Postnatal Depression Scale: EPDS)[11, 12], Whooley の 2 項目質問票[13]などがある.

前者は 50 以上の言語に訳されており，日本で最も普及している．後者は簡便であることから，英国では，費用対効果を考慮しこの質問を行った上で，該当した女性に EPDS を施行することが推奨されている．心理社会的リスク因子については，海外ではいくつかのスクリーニング評価尺度があるが，日本では育児支援チェックリストが使用されている．

5）スクリーニングの課題と限界

スクリーニングは，スクリーニングで終わることなく，その後のフォローアップ体制が構築される必要がある[14)]．EPDS は全世界で最も使用される産後うつ病スクリーニングの自己記入式尺度だが，カットオフの 9 点以上だからといってうつ病であると診断することはできない．

1）DiFlorio2013: Di Florio A, Forty L, Gordon-Smith K, et al. Perinatal episodesacross the mood disorder spectrum. JAMA Psychiatry. 2013; 70: 168-175.

2）Lancaster CA, Gold KJ, Flynn HA, You H, Marcus SM, Davis MM. Risk factors for depressive symptoms during pregnancy: a systematic review. Am J Obstet Gynecol. 2010 Jan; 202（1）: 5-14.

3）Stein A, Pearson RM, Goodman SH, Rapa E, Rahman A, McCallum M, Howard LM, Pariante CM. Effects of perinatal mental disorders on the fetus and child. Lancet. 2014 Nov 15; 384（9956）: 1800-19.

4）Milgrom J, Gemmill AW, Bilszta JL, et al. Antenatal risk factors for postnatal depression: A large prospective study. J Affect Disord. 2008; 108（1-2）: 147- 57.

5）Yamashita H, Yoshida K, Nakano H, Tashiro N. Postnatal depression in Japanese women. Detecting the early onset of postnatal depression by closely monitoring the postpartum mood. J Affect Disord. 2000 May; 58（2）: 145-54.

6）Surveillance of maternal deaths in the UK 2011-13 and lessons learned to inform maternity care from the UK and Ireland Confidential Enquiries into Maternal Deaths and Morbidity. 2009-13.

7）竹田　省: 妊産婦死亡“ゼロ”への挑戦．日本産科婦人科学雑誌．2016; 68（9）: 1814-1822.

8）Murray L, Cooper PJ. Postpartum depression and child development. Psychol Med. 1997; 27（2）: 253-60.

9）Paulson JF, Bazemore SD. Prenatal and postpartum depression in fathers and its association with maternal depression: a meta-analysis. JAMA. 2010 May19; 303（19）: 1961-9.

10）Geier ML, Hills N, Gonzales M, Tum K, Finley PR. Detection and treatment rates for perinatal depression in a state Medicaid population. CNS Spectr. 2015Feb; 20（1）: 11-9.

11）Cox JL, Holden JM, Sagovsky R. Detection of postnatal depression. Development of the 10-item Edinburgh Postnatal Depression Scale. The British Journal of Psychiatry. 1987; 150（6）: 782-6.

12）岡野禎治，村田真理子，増地聡子ほか: 日本版エジンバラ産後うつ病自己評価票（EPDS）の信頼性と妥当性．季刊精神科診断学 7．1996: 525-533.

13）Whooley MA, Avins AL, Miranda J, et al. Case-finding instruments for depression. Two questions are as good as many. J Gen Intern Med 1997; 12（7）: 439-45.

14）Smith EK, Gopalan P, Glance JB, Azzam PN. Postpartum Depression Screening: A Review for Psychiatrists. Harv Rev Psychiatry. 2016 May-Jun; 24（3）: 173-87.

(4) 支援が必要な妊産婦のスクリーニング～3つの質問票の活用～

3つの質問票はスクリーニングのためのツールであり，全対象に実施することに意味がある．なぜなら支援が必要な妊産婦はほとんどの場合，自らそのことを訴えることができないからである．

質問票に妊産婦が記入した後に，回答された状況や問題について，丁寧に具体的に聴くことが重要である．面接の目的は，スクリーニングされた内容をもとに，その妊産婦について包括的に判断すること，具体的に妊産婦のおかれた状況について支援者に理解されて継続的な支援を受けることの動機づけや導入を行うことである．傾聴の姿勢で本人の話を聴き，周産期のメンタルヘルスの知識に基づき，支援の判断を行うことを想定したものである．

1) 質問票Ⅰ．育児支援チェックリスト（資料集 p167～168）

精神科既往歴，ライフイベント，住居や育児サポート，夫や実母等との関係など育児環境要因を評価するための9項目についての質問票である．回答に対して丁寧に話を聴くことで，母親の抱えている背景要因を把握することができ，支援計画の立案が可能となる．

【結果の評価】

＊育児を困難にする背景要因を総合的に評価するための質問票である．

＊EPDS，赤ちゃんへの気持ち質問票と合わせて総合的な評価を行うために活用する．

【使用に当たっての注意点】

・妊産婦はどの時期に使用してもよい．

・妊娠中に使用する場合は，まだ赤ちゃんが産まれていないので，質問項目8，9は省いて使用する．

> 注 本頁の質問票は支援者用に解説をいれたものである．実施に使用する場合は解説のないものを使用する（p167〜168）

Ⅰ．育児支援チェックリスト

母氏名＿＿＿＿＿＿＿＿＿＿＿＿＿＿ **実施日　　年　　月　　日（産後　　日目）**

あなたへ適切な援助を行うために，あなたのお気持ちや育児の状況について以下の質問にお答え下さい．
あなたにあてはまるお答えのほうに，○をして下さい．

1．今回の妊娠中に，おなかの中の赤ちゃんやあなたの体について，またはお産の時に医師から何か問題があると言われていますか？

はい　　いいえ

> 帝王切開，切迫流産，不妊治療歴等は母親の心理に影響を与えるので，加療を受けた時や振り返っての思いなどを聴く．

2．これまでに流産や死産，出産後 1 年間にお子さんを亡くされたことがありますか？

はい　　いいえ

> 喪失体験による悲嘆は数年持続するが個人差が大きく，一生続くとも言われている．次の妊娠時に不安，抑うつ，PTSD の危険性があること，子どもの愛着障害と関連するとも言われている．

3．今までに心理的な，あるいは精神科的な問題で，カウンセラーや精神科医師，または心療内科医師などに相談したことがありますか？

はい　　いいえ

> 精神科・心療内科の既往歴は周産期うつ病の発症リスクとして関係が深く，重要である．主治医からの説明，現在の治療状況，家族の理解の程度などについて本人の話に沿いながら可能な範囲で聴く．

4．困ったときに相談する人についてお尋ねします．

> **「はい」と回答していても，困ったことが何割程度相談できるか踏み込んで質問を行う．困ったことに対して，具体的・実際的または情緒的なサポートを受けることが可能であるか把握する．「いいえ」と回答した場合は，一人で解決できない困ったことが生じた時の対応について質問する．**

①夫には何でもうち明けることができますか？

はい　　いいえ　　夫がいない

> 夫からのサポートの欠如は，周産期うつ病と関連がある．丁寧に話を聴くことで DV が明らかになることもある．

②お母さんには何でもうち明けることができますか？

はい　　いいえ　　実母がいない

> 実母からの情緒的なサポートが十分受けられない場合は，妊娠・出産の相談をできないか尋ねる．詳細な聞き取りから，自分の母親からの被虐待歴が明らかになることもある．

③夫やお母さんの他にも相談できる人がいますか？

はい　　いいえ

5．生活が苦しかったり，経済的な不安がありますか？

はい　　いいえ

> 具体的な不安の内容について尋ねる．例: 失職等

6．子育てをしていく上で，今のお住まいや環境に満足していますか？

はい　　いいえ

> 具体的な不満足の内容について尋ねる．例: 近隣への気兼ね等

7．今回の妊娠中に，家族や親しい方が亡くなったり，あなたや家族や親しい方が重い病気になったり，事故にあったことがありましたか？

はい　　いいえ

> ライフイベントの内容や現在の心情について尋ねる．

8．赤ちゃんが，なぜむずかったり，泣いたりしているのかわからないことがありますか？

はい　　いいえ

> 赤ちゃんの機嫌や，表情，泣き声が何を求めているか汲み取ることが可能か質問している．「はい」と回答した場合は，赤ちゃんの要求を汲み取れずに，赤ちゃんのケアが十分にできていないと考え，苦痛となっていることがある．具体的な状況を傾聴しながら，ネグレクトにならないための支援を検討する．

9．赤ちゃんを叩きたくなることがありますか？

はい　　いいえ

> 赤ちゃんへの嫌悪感や拒否感を母親が抱いているか把握するための質問である．「はい」と回答した場合は，実際に行ったことがあるかどうか，踏み込んで質問し，母親の思いを傾聴する．

（8，9 について）妊娠中に使用する場合は省いて使用する

（九州大学病院児童精神医学教室―福岡市保健所使用版）

JCOPY 498-16022

2）質問票Ⅱ．エジンバラ産後うつ病質問票（EPDS）（資料集 p169）

産後うつ病をスクリーニングするために英国の Cox らが開発した．今日では国内外で妊娠中から使用され，妊婦並びに出産後 1 年未満の女性を対象に使用されている．

・日本人のカットオフポイント（区分点）は 9 点である．

・EPDS 総合点 9 点以上が，「うつの可能性が高い」とするものであるが，9 点以上がうつ病で，8 点以下はうつ病ではない，と判断するものではない．また，点数とうつ病の重症度に関連はない．

・うつ病以外の不安障害や精神遅滞など他の精神疾患で EPDS 総合点が高値となることもある．

・EPDS 総合点 9 点以上は，抑うつ気分と興味の消失の 2 つのどちらかまたは両方の症状がどの程度続いているか確認する．2 週間以上続いている場合は，うつ病の可能性が高くなる．

EPDS 総合点が 9 点以上で質問票Ⅰの結果から，サポートをする人がいない，家事や育児などの日常生活について支援者がいないと成り立たない場合は，日常生活機能障害をきたす可能性があり，精神医学的に中等症から重症であることが多い．そのため具体的な連携として，精神科の紹介を検討する．また，表面上は育児・家事ができていても産後の母親の自責感情が強い場合は，極端に頑張りすぎていることも多く，安易に育児・家事ができていると判断せず，十分な継続的支援が必要である．

【使用に当たっての留意点】
＊点数が入っていない質問票を用いて対象者自らが記入し，結果（総合点）の良否は伝えない．
＊各項目 1 点以上がついた質問項目について丁寧に話を聴き，母親の抱えている問題点を明らかにする．点数のついた質問項目について，「どのような状況で起きるか」「どのような気持ちが一番強いか」「ずっと続いているのか，時々なのか」など，丁寧に具体的に妊産婦の話を聴くことで，妊産婦と情報共有をして，具体的な支援内容や計画を立てて精神支援にスムーズに移行できる．詳細な質問に母親が答えていくことで母親自身の心の整理にもなる．
＊妊娠中から使用してよい．

【点数の解釈に当たっての留意点（点数と面接時の印象が非常に異なる場合）】
① 高得点なのに臨床的には問題なさそうに見える場合は，質問が理解できていない，自分の状態にほとんど気づいてない場合が考えられる．
② 低得点であるが表情が非常に硬い場合は，生活機能の状態や周産期うつ病を含めた精神疾患の可能性も考慮しながら，話を聴く．

【うつ病以外の病態】
＊不安障害や精神遅滞の場合でも EPDS の総合点が高得点を示すことがある．
＊うつ症状に加えて，摂食障害，アルコール依存，人格障害など，他の病態が加わっていることもある．
＊統合失調症の場合は，病態によって総合点が低かったり，あるいは高すぎる場合がある．

Ⅱ．エジンバラ産後うつ病質問票（EPDS）

注 **本頁の質問票は支援者用に解説と点数をいれたものである．**
実施に使用する場合は解説と点数のないものを使用する（p169）

母氏名＿＿＿＿＿＿＿＿＿＿＿＿＿＿＿＿＿＿　実施日　　年　　月　　日（産後　　　日目）

ご出産おめでとうございます．ご出産から今までのあいだにどのようにお感じになったかをお知らせください．
今日だけでなく，**過去７日間**にあなたが感じたことに最も近い答えに○をつけてください．必ず 10 項目全部に答えてください．

例）幸せだと感じた．
- （　）　はい，常にそうだった
- （○）　はい，たいていそうだった
- （　）　いいえ，あまり度々ではなかった
- （　）　いいえ，まったくそうではなかった

“はい，たいていそうだった” と答えた場合は過去７日間のことをいいます．このような方法で質問にお答えください．

総合得点が９点以上の場合は，１点以上がついた質問項目の状況について尋ね，母親の抱えている気持ちを聴く．

1）笑うことができたし，物事のおかしい面もわかった．
- (0)　いつもと同様にできた．
- (1)　あまりできなかった．
- (2)　明らかにできなかった．
- (3)　まったくできなかった．

2）物事を楽しみにして待った．
- (0)　いつもと同様にできた．
- (1)　あまりできなかった．
- (2)　明らかにできなかった．
- (3)　ほとんどできなかった．

質問１と２　臨床的うつ病の中核症状である．
周産期うつ病と精神科診断がつく人はほとんどの場合，質問１または２あるいは両方に１点以上の回答がある．

質問３から６は，周産期うつ病でなくても，育児に慣れておらず，多忙な時などに点数が高くなることがある．

3）物事が悪くいった時，自分を不必要に責めた．
- (3)　はい，たいていそうだった．
- (2)　はい，時々そうだった．
- (1)　いいえ，あまり度々ではない．
- (0)　いいえ，そうではなかった．

「不必要」がキーワード．うつ病の母親では，根拠なく自分を責めて，上手くいかないと些細なことに悩む．

4）はっきりした理由もないのに不安になったり，心配した．
- (0)　いいえ，そうではなかった．
- (1)　ほとんどそうではなかった．
- (2)　はい，時々あった．
- (3)　はい，しょっちゅうあった．

「理由がないのに」がキーワード．うつ病の場合の不安は，理由もない漠然とした心配で不安を抱いたりする．

5）はっきりした理由もないのに恐怖に襲われた．
- (3)　はい，しょっちゅうあった．
- (2)　はい，時々あった．
- (1)　いいえ，めったになかった．
- (0)　いいえ，まったくなかった．

「理由がないのに」がキーワード．うつ病の母親は，とらえどころのない恐怖や死の恐怖などいろいろな恐怖感が理由もなく出現する．

6）することがたくさんあって大変だった．
- (3)　はい，たいてい対処できなかった．
- (2)　はい，いつものようにはうまく対処しなかった．
- (1)　いいえ，たいていうまく対処した．
- (0)　いいえ，普段通りに対処した．

集中力がなくなり，判断ができなくなるうつ病の症状についての質問．

7）不幸せなので，眠りにくかった．
- (3)　はい，ほとんどいつもそうだった．
- (2)　はい，ときどきそうだった．
- (1)　いいえ，あまり度々ではなかった．
- (0)　いいえ，まったくなかった．

「夜中に赤ちゃんのために，何回起きますか？」「横になってから眠りにつくまで時間がかかりますか？」「朝早く寝覚めてしまいますか？」「眠れないことですごく疲れていますか？」「昼間に時間があれば睡眠を取ることができますか？」など不眠の状況に陽性点数がついた場合はさらに状況を尋ねる．

8）悲しくなったり，惨めになった．
- (3)　はい，たいていそうだった．
- (2)　はい，かなりしばしばそうだった．
- (1)　いいえ，あまり度々ではなかった．
- (0)　いいえ，まったくそうではなかった．

項目８と９は，うつ病の基本症状の一つである抑うつ気分に関する質問．この項目に該当する母親の場合には，その状態について注意深く聴く．どういう状況で，どんな頻度でなるのか，サポートを求めたいのか尋ねる．

9）不幸せなので，泣けてきた．
- (3)　はい，たいていそうだった．
- (2)　はい，かなりしばしばそうだった．
- (1)　ほんの時々あった．
- (0)　いいえ，まったくそうではなかった．

10）自分自身を傷つけるという考えが浮かんできた．
- (3)　はい，かなりしばしばそうだった．
- (2)　時々そうだった．
- (1)　めったになかった．
- (0)　まったくなかった．

うつ病による自殺念慮，自殺企図の有無を確認するための質問．この質問に限り１点以上の回答があった場合には，総合点がたとえ９点以下でも具体的に聴く．「最近そのような気持ちになったのはいつ，どんな状況でしたか？」「実際にはどんな考えが浮かびましたか？」「そんな辛い気持ちになったことを夫や家族に話しましたか？」などのように状況を聴く．

（Cox ら（1987），岡野ら（1996））

JCOPY 498-16022

3）質問票Ⅲ．赤ちゃんへの気持ち質問票（資料集 p170）

10 項目の質問項目からなる自己記入式質問票であり，各項目 0〜3 点で回答し，総合計点は 30 点である．母親が子どもに抱く気持ち（ボンディング）について調査する簡便な質問票であり，1 歳未満の子どもを持つ母親に実施する．得点が高いほど子どもへの否定的な感情が強い．子どもへの否定的感情は周産期うつ病とも密接な関連がある．合計点が 3 点以上を否定的な感情が強いことの目安として，点数がついた項目について，育児に対する気持ちについて具体的に話すことを促し，ありのままの気持ちを受容しながら傾聴する．質問 3 と 5 は，子どもに対する腹立ちと怒りであるので 1 点以上がついた場合は話を注意深く聴く必要がある．子どもに対する否定的な気持ちの強度や養育行動などを把握し，母親の子育ての見守りや援助等の社会的サポートがないなど，育児環境のリスク要因などを含めて総合的に評価を行い，支援の必要性を判断する．

子どもへの拒否・嫌悪感が強く，具体的に子どもの世話を怠る，叩く等の行為や子どもを忌避する行動が見られた場合は，育児に支障をきたすことが考えられる．母親以外の育児のキーパーソンの確認を行い，育児負担の具体的な軽減や見守りのための支援プランの検討が必要である．子どもの安全が危惧される場合は，児童相談所または市町村の担当課に通告し，要保護児童対策地域協議会で他機関と連携した支援を行う．

【結果の評価】

・合計点数が高いほど子どもへの否定的な感情が強いことを示している．

【使用に当たっての留意点】

・出産後 1 年間の養育者を対象とする．
・対象者に点数の入っていない質問票を渡して記入をしてもらい，結果（点数）の良否の判定ではなく，赤ちゃんへの気持ちについての会話の糸口とする．
・EPDS で把握される不安抑うつ症状は改善していても，赤ちゃんへの否定的な気持ちが改善していない場合は，継続的な子育て支援が必要である．
・赤ちゃんへの気持ちに関する質問項目を糸口に母親の気持ちを傾聴し，それが実際の養育行動や対人関係にどのように反映されているか理解する．虐待のリスクを把握して，育児支援を行う．

注 本頁の質問票は支援者用に解説と点数をいれたものである．実施に使用する場合は解説と点数のないものを使用する（p170）

Ⅲ．赤ちゃんへの気持ち質問票

母氏名＿＿＿＿＿＿＿＿＿＿＿＿　実施日　年　月　日（産後　日目）

あなたの赤ちゃんについてどのように感じていますか？
下にあげているそれぞれについて，いまのあなたの気持ちにいちばん**近い**と感じられる表現に○をつけて下さい．

	ほとんどいつも強くそう感じる	たまに強くそう感じる	たまに少しそう感じる	全然そう感じない
1）赤ちゃんをいとおしいと感じる．	（ 0 ）	（ 1 ）	（ 2 ）	（ 3 ）
2）赤ちゃんのためにしないといけないことがあるのに，おろおろしてどうしていいかわからない時がある．	（ 3 ）	（ 2 ）	（ 1 ）	（ 0 ）

具体的な育児状況について聞きとり出来ていることを取り上げ自信のなさには保障を与える．優先順位を考えサポートを受けてもよいことを伝える．

	ほとんどいつも強くそう感じる	たまに強くそう感じる	たまに少しそう感じる	全然そう感じない
3）赤ちゃんのことが腹立たしくいやになる．	（ 3 ）	（ 2 ）	（ 1 ）	（ 0 ）

どんな状況で腹立たしい気持ちになったか，その時どう対処したかについて具体的に聞く．頻度や強さに応じて児の安全を判断し，レスパイトや援助を求めることが可能か話し合う．

	ほとんどいつも強くそう感じる	たまに強くそう感じる	たまに少しそう感じる	全然そう感じない
4）赤ちゃんに対して何も特別な気持ちがわかない．	（ 3 ）	（ 2 ）	（ 1 ）	（ 0 ）
5）赤ちゃんに対して怒りがこみあげる	（ 3 ）	（ 2 ）	（ 1 ）	（ 0 ）

どんな状況で怒りを感じたか，その時どう対処したかについて具体的に聞く．頻度や強さに応じて児の安全を判断し，レスパイトや援助を求めることが可能か話し合う．

	ほとんどいつも強くそう感じる	たまに強くそう感じる	たまに少しそう感じる	全然そう感じない
6）赤ちゃんの世話を楽しみながらしている．	（ 0 ）	（ 1 ）	（ 2 ）	（ 3 ）
7）こんな子でなかったらなあと思う．	（ 3 ）	（ 2 ）	（ 1 ）	（ 0 ）
8）赤ちゃんを守ってあげたいと感じる．	（ 0 ）	（ 1 ）	（ 2 ）	（ 3 ）
9）この子がいなかったらなあと思う．	（ 3 ）	（ 2 ）	（ 1 ）	（ 0 ）
10）赤ちゃんをとても身近に感じる．	（ 0 ）	（ 1 ）	（ 2 ）	（ 3 ）

「赤ちゃんへの絆の欠如（情緒的な感情の欠如）」項目（1，6，8，10）と「怒りと拒絶」（2，3，5，7）の２つの因子がある．
合計点が３点以上の場合はボンディング形成不全や育児不安など育児困難感が強いことの目安として各項目についての聞き取りを行う．項目３，５は虐待のリスクとも関連するので特に配慮する．ボンディング得点は不安抑うつ症状とも関連するため，EPDS の結果も併せて確認する．

（吉田らによる日本語版 Yoshida et al.（2012），鈴宮ら（2003））

JCOPY 498-16022

質問票使用に際しての留意点〈3 つの質問票の版権と改変について〉

i ）育児支援チェックリスト

1999 年に，九州大学病院精神神経科児童精神医学研究室と福岡市博多保健所が共同で作成し，現在も使用しているものである．

ii ）エジンバラ産後うつ病質問票（EPDS）

原著者は John Lee Cox，日本語版は岡野禎治（前三重大学教授）が翻訳権を取得して翻訳した．使用にあたっては Cox の論文を，また日本語版 EPDS を用いる場合は，これに加えて下記の岡野らの邦文論文を出典として明記する必要がある．

・Cox JL, Holden JM & Sagovsky R: Detection of postnatal depression. Development of the 10 item Edinburgh Postnatal Depression Scale. British Journal of Psychiatry. 1987; 150: 782-786.
・岡野禎治，村田真理子，増地聡子ほか: 日本版エジンバラ産後うつ病自己評価票（EPDS）の信頼性と妥当性．精神科診断学．1996; 7: 525-533.

iii ）赤ちゃんへの気持ち質問票

原著者はロンドン大学精神医学研究所周産期医学部門 Marks MN であり，Kumar C の原案にもとづいて本質問票を作成した．日本語への翻訳は本書の執筆者の一人である吉田敬子が学術的な手法を経て行った．日本語版赤ちゃんへの気持ち質問票の臨床的妥当性および地域での支援における有用性については，それぞれ下記の論文で発表されている．

・Yoshida K, Yamashita H, Conroy S, Marks MN & Kumar C: A Japanese version of Mother-to-Infant Bonding Scale: factor structure, longitudinal changes and link s with maternal mood during the early postnatal period in Japanese mothers. Archives of Women's Mental Health. 2012; 15: 343-352.
・鈴宮寛子，山下　洋，吉田敬子: 出産後の母親にみられる抑うつ感情とボンディング障害精神科診断学．2003; 14（1）: 49-57.

≪質問票利用にあたっての基本的な注意事項≫

・3 つの質問票のいずれも原著者の許可なく改変してはならない．
・面接で使用するオリジナルのエジンバラ産後うつ病質問票（p169）と赤ちゃんへの気持ち質問票（p170）は点数は記載されていない．点数表示のある質問票の使用や，選択肢の並べ替えを行った質問票を用いて面接することは，オリジナルの改ざんにあたるため行ってはならない．

4）3 つの質問票による面接の実際とケアの方法

ｉ）実施方法

① 質問票Ⅱ．EPDS，質問票Ⅲ．赤ちゃんへの気持ち質問票は，点数が印刷記入されていない用紙を使用する．

② 本人に記載させる（本人自身も自分の心の状態を知ることができる）．

③ 質問票を渡す時は，「最近 1 週間以内の気持ちについて回答ください」と説明する．ただし，記入は強要しない．

④ 本人が落ち着いて記載ができ，プライバシーが保たれる環境で面接を行う．夫や実母，姑の同席は避ける．

⑤ 本人の記入後，各質問票を用いて本人の気持ちを丁寧に具体的に聞く．「もう少し○○について，話を聞かせて下さい」と，話しかけて本人の話のきっかけを作る．

⑥ 質問票Ⅰ．育児支援チェックリスト，質問票Ⅱ．EPDS，質問票Ⅲ．赤ちゃんへの気持ち質問票については，点数が高い項目等の**内容，状況等について尋ね，本人の言葉をそのままの形で余白に記載しておく**．これを実施する時には，**共感を持った傾聴の姿勢**が求められる．その結果，母親の抱える問題に踏み込んでいくことができる．相手をよく観察し，その時点で必要な支援を見極めるという視点も大切である．ただし，母親の抱えている問題のすべてを解決してあげようと思う必要はなく，話をよく聴くことが大切である．具体的には次のことに配慮して行う．
- ・どういう対処をしているか尋ねる．
- ・うまく対処している場合は「それでいいですよ」と相手を認め，ねぎらう．
- ・うまく対処できていなくても，状況によっては母親の持っている対応力を信じる事も必要である．

⑦ 聞き取りの中で，質問項目内容に誤解等があっても，記入時の母親の気持ちを尊重し，**回答の書きかえは行わない．**余白に母親の説明の記載のみ行っておく．

⑧ 母親から，実施結果を質問された場合，繰り返し質問票を実施することを考え，**各質問票に具体的な点数を伝えて成績化するような説明はしない．**
- ・説明例:「出産後間もないので，少し心の状態も疲れていらっしゃるようですね」

⑨ 3 つの質問票を総合的に評価して，支援方法を検討する．また，虐待予防活動の視点でも要支援者を検討する．

ii）EPDSの結果の伝え方

本人に，点数を伝えて良否を言うことは決して行わない．

点数が低い場合は，「産後の心の状態も落ち着いて，うまく子育てができているようですね．」など母親にねぎらいの言葉をかける．

高得点の場合は，90ページの⑥に従って，点数の高い項目等に対して，傾聴の姿勢で丁寧に母親の話を聴く．「まだ少し産後の疲れが心にも残っているようですね．ご自分ではいかがですか．」「以前よりは，少し元気が出てこられましたか．ご自分ではどう思われますか．」などと問いかける．そして，「心にもお疲れが少しあるようですので，次回も今日の様にお話を聴かせてください．お話を聴くことで，サポートをしていきます．」と約束をするとよい．

面接者が質問票を用いて丁寧に聴くことで，母親自身も自分の心の状態を知り，自分の抱える問題に気づき，整理することにもつながる．質問票の内容を傾聴の姿勢で話を聴くことが支援のスタートとなっている．

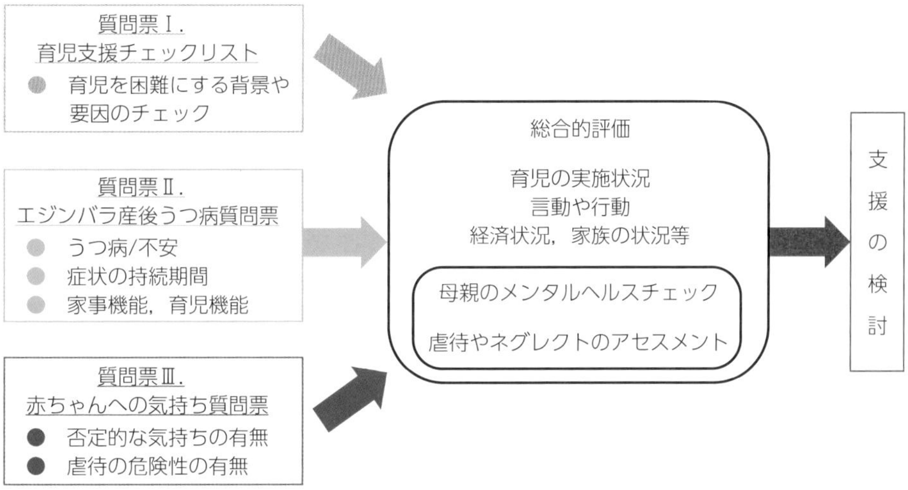

(5) ロールプレイ

ロールプレイは，J. L. モレノ（1889-1974）による集団精神療法の心理劇（サイコドラマ，psychodrama）から発展したものである[1)]．治療に用いるロールプレイもあるが，国内外の専門職研修では，必須のメニューの重要な一つとしてロールプレイが取り入れられている[2)]．

日本における医療専門職の教育過程や研修でも，ロールプレイが積極的に活用されている．看護教育では，実習前の技術演習などに取り入れられており，ロールプレイを取り入れた講義がさまざまなスキルの向上に影響を及ぼすことが報告されている[3,4)]．実際の臨床場面に近い設定でロールプレイを行うことで，客観的な視点や洞察力の高まり，他者理解の促進，自分自身への気づきが得られるなど，臨床力の向上につながることを目的としている．

1) MCMC 研修

MCMC 入門編の研修では，助産師役と妊産婦役が面接を行っている場面のロールプレイ動画を視聴する．また，基礎編の研修では，研修参加者が実際に面接者や妊産婦，観察者の役を体験するロールプレイが含まれる．妊産婦への傾聴と共感を用いた支援の体験を通して，それぞれの臨床に適応でき実践に役立ててもらうことが目的である．

2) 入門編（観察による学び）

他者のロールプレイによる面接場面をみることは，客観的にやりとりを観察することができ，妊産婦や面接者の言動や態度から，相手の気持ちの理解や共感についての気づきにつながりやすい．また，ロールプレイ動画を視聴した後に，研修参加者で討論することで，自分だけの視点ではなく，他の人の視点も気づくことができ，視野が広がったり，より良いモデルをイメージしたりすることにつながる．

入門編では，3 つの質問票を用いた面接場面のロールプレイ動画を視聴する．このロールプレイ動画では，望ましい話の聴き方と望ましくない話の聴き方を視聴することができる．紙面上では伝わりにくい，実際のやりとりの場面をみることで，表情や立ち振る舞い，言葉の抑揚や口調などの非言語的なやりとりの観察も行える．普段自分が取る役のみならず，相手の視点に立って気持ちを捉える等，双方の視点からやりとりを見つめることで，普段の自分の妊産婦への接し方の特徴に気づくことができるであろう．

3) 非言語的要素

ロールプレイ動画からは，顔の表情や言葉使いひとつで相手に与える印象が変わることがわかる．話を聞いているというメッセージを相手に伝えるための，うなずき，あいづちや，間の取り方は，受け取る側にとっては話しやすさに影響する大切な要素である．また，妊産婦の感情を，表情や声のトーンから読み取る練習にもなるであろう．どこに焦点を当てるかによって多くを学べるように作成されている.

4) 言語的要素

具体的な言葉の使い方や説明の仕方についても学ぶことができる.妊産婦を敬い,相手のペースを尊重しながら話を聞く態度を学べる.説明や説得,情報収集に終始した面接場面との比較によって,より良いやりとりの要素が明確になるであろう.ロールプレイ動画の活用により,ねぎらいの言葉一つで相手の気持ちを和らげる可能性があることや,相手の気持ち等を決めつけずにオープンクエスチョンを用いて相手の話を聞く姿勢も大切であることが理解できると思われる.また,妊産婦が実際に発した言葉を丁寧に拾いながら,時には繰り返すなどの話を聞く様子から,具体的な気持ちへの共感とはどういうことなのかも考えながら習得できるようになっている.

5) 聞きにくい内容の聞き方

精神科既往歴やEPDSの自殺に関連した質問等,一般的には聞きにくい内容についても具体的なやりとりや母親のメンタルヘルスの状態に応じた接し方を学べる.この世から消えてしまいたくなっている人に,直接自殺に関する内容の話を聞くことでかえって自殺を導くことはないことは,研修でも学ぶ.むしろEPDSで関連した質問に回答した直後に,妊産婦の気持ちに寄り添った丁寧な傾聴と共感は,予防効果になったり,適切な治療へのつなぎになったりするため,いかに妊産婦に寄り添った話を聞けるかが支援の鍵となる.しかし,具体的に妊産婦に聞く際には,どのような言葉を使うべきか悩むことも多いであろう.ロールプレイ動画では,具体的なやりとりを視聴できるため,自分の臨床現場における話の聞き方への参考になる.

6) ディスカッションから学ぶ

参加者が同じロールプレイ動画を視聴し,感じたことをディスカッションすることで,自分以外の幅広い見方や考えを得る体験となり得る.多職種で構成されたグループ内でのディスカッションは,様々な職種の視点を取り入れることができ,妊産婦に限らない幅広い物事の考え方や見方を共有する貴重な機会となる.同じロールプレイ動画を視聴しても一人で視聴するよりも,複数で視聴し,シェアすることは,他者の視点との比較や統合を通して,自分自身の見方の偏りに気づき,多くの視点を取り入れられる機会となる.

7) 基礎編(実演から学ぶ)

基礎編の研修では,実際に参加者が妊産婦や聞き手の役割を演じながら学ぶ手法を取っている.多職種で構成された少人数のグループでの自己紹介を経たウォーミングアップで,安心感を高めてから実演に入る.実演では,あらかじめ大まかな場面や状況,妊産婦の背景が設定されているが,それ以外は即興的に参加者が演じていくロールプレイとなる.また,妊産婦,聞き手,場合によっては観察者の役を交代しながら全員が何かしらの役を演じることを通した体験型学習となっている．

普段の自分の役を他者が演じ，妊産婦を演じる等，役割を交換することで，客観的に自分をみつめられる体験を目指している．そうすることにより自己理解を深めたり，相手の気持ちが理解できたりする．

ロールプレイを通して，相手の考えや感情の動きをつかむこと，相手の話を聞くこと，傾聴と共感の重要性とその難しさを感じ取り，いかに相手とのやりとりが状況を変化させる力にもなりうるかを理解できるとよい．MCMC 研修は，参加者自身の妊産婦への接し方や言動の特徴をつかみ，より良い関わり方を日々の臨床場面にすぐに役立てられるよう内容が吟味されている．グループや全体でのシェアリングと振り返りで，各自のスキルアップにつながることを目指しているため，入門編に続き基礎編を受講することをお勧めする．

1）モレノ，ジェイコブ・レヴィ（著）〈Moreno, Jacob Levy〉．増野　肇（監訳）: サイコドラマ―集団精神療法とアクションメソッドの原点．白揚社．2006.

2）Nestel D, et al. Role-play for medical students learning about communication: guidelines for maximising benefits. BMC Med Educ. 2007.

3）高橋香織，片岡三佳，池邉敏子: 精神看護場面のロールプレイング演習にビデオの振り返りを取り入れた学び．岐阜県立看護大学紀要．2005; 5: 41-46.

4）谷口ひろ子，吉野淳一，澤田いずみ: 対人関係技術に関するロールプレイング演習とその評価精神看護学実習への学生の準備性の向上をめざして．精神科看護．2002; 29: 46-51.

Column 7

EPDS

❶ エジンバラ産後うつ病質問票（Edinburgh Postnatal Depression Scale: EPDS）

EPDS は産後うつ病をスクリーニングするために英国の Cox らが開発した自己報告式の質問紙であり，国内では岡野らが翻訳し日本版が作成された．診断ではなくスクリーニングの道具であり，うつ病症状が多くある事の目安として重症度や緊急度の判断に役立てられる．同時に妊産婦が自身のメンタルヘルスについて支援者に語る機会を生み出し，継続的な支援関係の構築の端緒となる．また得られた情報は周産期のメンタルヘルスに関する標準化された情報として他機関との連携に役立てられる．EPDS の実施方法と実施後の対応は以下の通りである．

（1）実施方法

1．点数の記載されていない日本語版 EPDS をダウンロードし，改変せずに用いる．
2．妊産婦が主に用いる言語に応じて外国語版の利用も検討する．
3．記入と面談は出来るだけプライバシーを守りやすい場所とタイミングを選ぶ．
4．10 項目すべてに答えることを伝える．
5．妊産婦自身に記入してもらう．
6．過去 7 日間に妊産婦が感じたことに最も近い項目に○をつけてもらう．
7．各項目の得点（0～3 点）を合計する．

（2）実施後の対応

日本語版 EPDS のカットオフ値は 9 点である．EPDS は産後うつ病のスクリーニングツールであり，9 点以上という結果をもって直ちに産後うつ病と診断される訳ではない．妊娠中の使用も可能だが，日本語版の妊娠期におけるカットオフ値のエビデンスは十分でないため，後述する具体的な聞き取りと合わせて使用されることが望ましい．

合計点の算出後，点数のついた項目について具体的な聞き取りを行う．質問項目を誤解している場合や，自らの困難を適切に把握できておらず点数が低く評価されている場合もあり得る．母親自身の語りを尊重しながら，それぞれの訴えがいつから続いているのか，どのような状況で起きるのか，どの程度の強さなのか，そしてどのような生活上の困難につながっているのかを把握する．育児支援チェックリストや赤ちゃんへの気持ち質問票で得られている情報を踏まえて聞き取りを行うことで，より詳細な生活機能や育児状況の評価につながる．聞き取りにあたっては，オープンエンドの質問も交えながら共感をもって傾聴する態度が重要である．

❷ 外国語版 EPDS

日本における外国人の出生数は徐々に増加しており，2018 年には 16,887 人（出生数全体の 1.8%）の出生が報告されている（厚生労働省人口動態統計）．外国人の母親は，日本の言語や生活習慣の中で妊娠・出産・育児に困難を感じる場合も多く，産後うつ病のリスクが高いと考えられ，その支援は今後ますます重要になっていくものと考えられる．このような状況を背景に，厚生労働省は令和元年度子ども子育て支援推進調査研究事業の中で「外国語版 EPDS 活用の手引き」を作成した．「母と子のメンタルヘルスケア」ホームページの「外国語版 EPDS」は，厚生労働省の「外国語版 EPDS 活用の手引き」を補完する形で数種類の言語の EPDS を掲載しており，それぞれ無料でダウンロードして使用することができる．外国語版 EPDS の配慮事項について上記ウェブサイトから以下に引用する．

外国語版の実施に際しての配慮事項

1．外国語版 EPDS を用いる場合，スクリーニングの目的やその後の対応についてのコミュニケーションのために通訳による説明が望ましい場合があります．
2．スクリーニングの前に外国語版 EPDS 版を読むことができるかどうかを確認し通訳の必要性を判断します．
3．家族，友人，地域社会の人々がスクリーニングの場面を見たり聞いたり，EPDS の記入を手伝ったりすると，抑うつ状態にある女性の発見の可能性が低くなるため，プライバシーが守られる中で記入される必要性があります．
4．実施者および通訳者は，なるべく女性が自分で質問を読むように促します．女性自身による意思決定へ干渉することは望ましくありません．
5．自己記入への導入や援助をする場合も各国語版の EPDS の文章をそのまま読み，指示や質問項目の独自の解釈による変更は避けます．
6．自分でアンケートに答えることに慣れていない女性もいることを認識する必要があり，自己記入へのサポートが必要になるかもしれません．
7．実施者は，日本語を話せない女性のために上記の配慮事項にそってどのようにスクリーニングを実施するかを見極めます．
8．周産期メンタルヘルスケアに向けて女性が専門家やコミュニティとつながるために，支援者は積極的に地域の多文化支援ネットワークにアクセスし参加する必要があります．
9．母子保健の専門家と通訳者でスクリーニングを実施する場合は，面接開始前に，外国語版の実施に際しての上記の配慮事項の確認とスクリーニング後の対応を含めて事前の打ち合わせを行います．

3. 基礎編

(1) 周産期の精神障害

1) 周産期うつ病

周産期うつ病は産後女性の 10〜15%[1)]にみられる. 産後数か月以内に発症するが, 早期（産後 2 週間以内）に発症する場合もある[2)]. 産後にスクリーニングされるうつ病のうち, 約半数は妊娠中に発症するといわれる[3)]. リスク因子は, 過去のうつ病既往や妊娠中のうつ症状や不安, パートナーからのサポート不足, 妊娠中や産後早期のライフイベント（身近な方の死去や病気, 夫の転勤といった人生上の様々な出来事）である[4)].

うつ病の症状は, ①抑うつ気分, ②興味関心の低下, ③食欲低下, ④不眠, ⑤精神運動焦燥または制止, ⑥疲労感, ⑦無価値観, ⑧集中力低下, ⑨希死念慮であり, このうち①②はエジンバラ産後うつ病質問票（Edinburgh Postnatal Depression Scale; EPDS）の 1, 2, 8, 9 の質問項目に該当し, うつ病の診断にはどちらかの症状が必須である.

周産期うつ病では, 抑うつ気分, 意欲低下といったうつ病症状一般に加えて, 赤ちゃんの具合が悪い, 母乳の飲みが悪いといった子どもに関する訴えや母親として資格がないなど, 母親としての自責感や自己評価の低下を訴えることがある[5)].

軽症例では, ある程度日常生活や育児が行えていることが多く, 家族や本人もうつ病と気づかないことがある. 重症例では, 児が病気であるとか, 死んでしまうといった妄想に至ったり, 育児について絶望感をもったりすることがあり, 自殺や嬰児殺し, 母子心中の背景に, うつ病があったと考えられる事例もある. また, 重症例では, 本人あるいは母子のみにしておけない状態となることが多く, 入院治療による母子の安全性の確保が必要となることが多い. 重症の場合, EPDS の項目の意味を十分理解していない場合もあり, 得点が低く出ることもある. EPDS の得点だけではなく, 表情, 話し方, 話す内容等実際の母親の様子をよく観察することが重要である.

治療は, 通常のうつ病治療に準じて, 休養と薬物療法を行う. 育児を代わってもらうこと, 話を聞いてあげることが大切である. 里帰りで一見実母からの支援が受けられても, 実母に対して申し訳ないという思いを抱く方も多くみられ, 今は十分な休養が必要ということを理解して頂くには, 本人のみならず夫や家族も対象として, できれば同席のもとで, 丁寧に説明する必要がある.

妊産婦は, 自分がどこか不調だと思っていても, 精神科を受診する必要はない, 受診したくないと考えていることが多いが, ①希死念慮や自殺企図が切迫している場合, ②うつ症状が中等症以上で, 生活に支障をきたしている場合, ③うつ症状が遷延している場合は精神科受診を勧める必要がある. EPDS 質問項目 10「自分自身を傷つけるという考えが浮かんできた」の二次質問を通して, 希死念慮, 自殺企図の有無を丁寧に評価し, このような気持ちを打ち明ける相手がいるのかどうかを確認することも大切である．自殺する方法を考えてしまい，自分で抑えることが難しいと感じている場合は特に注意が必要である．通常，産後早期には育児不安が強く EPDS が高くなることが見られるが，数か月すると育児のペースにも慣れ，うつや不安が落ち着くことが多い．数か月たっても EPDS の得点が下がらない，面接場面でもうつ症状が持続しているという場合には，精神科受診を勧めるのがよい．

精神科を受診すると薬を処方され，授乳ができなくなると思っている妊産婦が多いため，精神科を受診しても全員が服薬するわけではないこと，授乳と薬の両立が可能であることを伝える．各産科医療機関や地域で，連携しやすい精神科病院やクリニックと日頃から関係を作っておくことが望ましい．自殺企図が切迫していれば当日に受診が必要な場合もある．そのため，地域の精神科救急システムがどうなっているか，緊急で精神科の受診が必要となった場合，どこに連絡したらよいのかということを知っている必要がある．

2）精神疾患合併妊娠

現在または過去の精神科通院歴の有無は，周産期のメンタルヘルス上重要な情報である．現在通院中である場合，通院医療機関を確認し，情報提供を文書でもらい，治療状況について確認する．診断名や大まかな経過，服薬の有無を聴取し，周産期の服薬について主治医からどう説明されているかも確認しておくとよい．過去に通院していた場合も同様に情報を聴取する．その際，プライバシーが確保された部屋で行うことが大切である．

ここではうつ病，不安障害，心的外傷後ストレス障害，知的障害，発達障害，パーソナリティ障害について解説する（双極性障害，精神病性障害については別項を参照（p102））．

① うつ病

過去のうつ病既往は，周産期うつ病発症リスクである．妊娠判明後の服薬中断による再発リスクが高く，抗うつ薬中断により全体の約 7 割が再発し，うち半分が妊娠初期に再発する[6)]．軽症な場合には心理社会的介入（妊産婦の心理社会的な因子を十分に理解した上で，傾聴や共感を中心としたケアを行うこと）を行う．中等症から重症の場合には，症状による生活機能の障害が見られ，必要に応じて精神科での薬物療法を継続する．

② 不安障害

不安障害には，全般性不安障害，パニック障害，強迫性障害などがある．

全般性不安障害は，様々な状況に対して不安が生じるのが特徴である．通常の妊産婦でも，自身や児の健康状態や出産への不安は見られるが，全般性不安障害の方は，生じる不安に対して対処できない，制御できないと考えるところに違いがある．不安の傾聴と共に，リラクゼーション等のセルフコントロールについて勧めるのがよい．

パニック障害は，呼吸苦，動悸，発汗などを伴うパニック発作の出現と，それがまた繰

JCOPY 498-16022

り返されるのではないかという予期不安，パニック発作が生じうるかもしれない状況や場所を避けるという回避行動が見られる．妊娠出産により発作が悪化するのではないか，出産時に発作が出現してしまうのではないか，発作が生じて育児に制約が生じるのではないかと心配していることが多くみられる．精神科医と連携し，発作時の対処法についてあらかじめ検討しておくことが望ましい．

強迫性障害は，不合理と思いながらも繰り返し考えてしまうという強迫観念と，それに基づいた強迫行為が特徴である．産後の母親では，哺乳瓶を何回も消毒する（洗浄強迫），乳児を傷つけてしまうのではないか，落としてしまうのではないかと考える（加害強迫）ことが見られる．

③ 心的外傷後ストレス障害（Posttraumatic Stress Disorder; PTSD）

PTSDは，外傷的体験の経験による，侵入症状（外傷的体験を再体験する，フラッシュバック），回避症状（外傷的体験を経験した状況や場所を避ける），認知（ものの見方）や気分の陰性の変化，過覚醒症状（不眠や苛々感や激しい怒り）が特徴である．緊急の医療処置，強い痛みなどに対して，このようなトラウマ反応が出現することがある．周産期にPTSDを発症する場合もあり，DVや流死産，痛みなどの苦痛の大きな妊娠・出産をめぐる体験が心的外傷となる場合もある．また周産期には，DVの問題が悪化することもある．現在または過去のパートナー，配偶者による身体的・性的・心理的暴力は，周産期のうつや不安，PTSDと関連しているといわれており，周産期メンタルヘルスにおいては特に見逃せない心理社会的要因である．

④ 知的障害

知的障害は，理解力や適応力の低さが特徴で，精神科診断基準ではIQが70未満であることが知的な遅れを指す．妊娠中のセルフケアや，産後に産科病棟で育児についての習得がどの程度できているかに注意して丁寧な対応を心がける．本人が何に困っているのか，周囲からみてどの程度支援が必要かということを十分に評価し，本人，家族，支援者間で共有する．説明はわかりやすく，具体的な言い方をするのがよい．知的に境界レベルの妊産婦は見過ごされることが多く，説明を受けても曖昧にうなずいている場合もある．説明後に，「では今度は，私が今ご説明させていただいたことをあなたの言葉で私にお話ししてみてくださいますか？」などと，こちらの説明が十分に理解できたか確認するのも良い方法である．

⑤ 発達障害（自閉スペクトラム症，注意欠如多動性障害）

自閉スペクトラム症は，社会的コミュニケーション障害があり，相手の立場で考えることの難しさやこだわりが特徴である．育児で求められる，臨機応変な対応が難しく，予想と違う出来事や変化に弱いことが考えられる．先の見通しを伝えながら，具体的に伝えるのがよい.

注意欠如多動性障害は，不注意や衝動性，多動が特徴である．物事を順序立てて行う，優先順位をつけることが苦手で，目についた順に行動に移してしまうということが考えられる．優先順位をつける，時間配分をすることを手伝うのがよい．説明も早のみ込みや一部のみ聞いていることもあるため注意を要する.

⑥ パーソナリティ障害

パーソナリティ障害の中で，特に医療受診が多いのが，境界性パーソナリティ障害である．特に近い関係の相手との対人関係の不安定さ，自己像や感情の不安定さや著しい衝動性が特徴である．リストカットや大量服薬といった行動化や，対人関係における理想化，見捨てられ不安が見られることがある．うつ病や物質乱用など他の精神疾患を合併することがよくあり，場合によって，薬物療法や緊急避難的に入院を要する．周産期に特に注意したいこととして，幼少時期からの実母や家族の環境を聴くことが大切である．境界性パーソナリティ障害は，幼少時期の愛着形成の不全が関与していると言われる．自己像が不安定で，被害的になりやすく，継続的な対人関係が困難な場合がある．育児支援体制を整えるにあたって，キーパーソンは誰か，家族との関係を維持し，また産科や地域など家族外の支援者との関係性も，細く長く関わりを続けるということが重要になる.

1) O'Hara MW, Swain AM. Rates and risk of postpartum depression—a meta-analysis. International Review of Psychiatry. 1996; 8 (1): 37-54.
2) Yamashita H, et al. Postnatal depression in Japanese women. Detecting the early onset of postnatal depression by closely monitoring the postpartummood. J Affect Disord. 2000; 58 (2): 145-54.
3) Evans J, et al. Cohort study of depressed mood during pregnancy and afterchildbirth. BMJ. 2001; 323 (7307): 257-60.
4) Beck CT. Predictors of postpartum depression: an update. Nurs Res, 2001; 50 (5): 275-85.
5) 吉田敬子: 母子と家族への援助．金剛出版．2005.
6) Cohen LS, et al. Relapse of major depression during pregnancy in womenwho maintain or discontinue antidepressant treatment. JAMA. 2006; 295 (5): 499-507.

(2) 薬物療法の考え方

精神疾患をもつ妊産婦に対して向精神薬投与を考える際，母体における有害事象および胎盤移行および授乳を介して児が向精神薬に曝露されるリスクを検討する必要がある．同時に向精神薬治療の中断や治療をしない事，不完全な治療による精神状態の悪化が不適切養育や自殺などの深刻な結果につながる可能性があるという観点を持つことも等しく重要である．妊産婦死亡の少なくとも過半数を占める自殺の事例は，うつ病をはじめとする精神疾患の再発・悪化が主な原因となっている．また，精神疾患へのスティグマや妊娠・授乳期における薬物療法への抵抗感から適切な治療や支援を受けられず，養育困難と精神状態の悪化という悪循環の進行から不適切養育という否定的な転帰にもつながる．精神疾患を合併する妊産婦では精神医療との連携による適切な向精神薬投与と多職種連携で，これらを防いでいくことが望まれる．

1）妊娠・出産の時期で変わるリスク・ベネフィットのバランス

周産期の各時期によって，向精神薬治療の母児へのリスクとベネフィットは変化する．妊娠前は体重増加や耐糖能低下などの健康リスクがあるが，セルフケアや妊孕性の改善がもたらされる．妊娠中は，妊娠初期の絶対（4〜7 週）・相対（8〜12 週）感受期における流産・催奇形性およびそれ以降の胎児毒性のリスクに留意する必要がある．一方で向精神薬治療による精神疾患のコントロールは母児の安全な生活をもたらす．出産後は新生児不適応症候群や向精神薬の母乳移行による乳児の神経行動学的変化のリスクがあるが授乳の体験には母親と乳児の絆の形成過程を促進するという肯定的な効果がある．向精神薬の母乳への移行による乳児への曝露は全ての薬剤で胎盤移行よりも低レベルであり（相対乳児摂取量 RID 10％以下）科学的論文で根拠となる有害事象の報告は乏しい．向精神薬の多くは相対禁忌として授乳の選択肢を排除するものではないが，児の状態（飲み具合，眠り方，機嫌，体重増加など）に留意し，母乳中心か混合栄養か人工乳のみかの選択など母児のニーズにあった授乳指導を行う．夜間の授乳による睡眠不足や乳房ケアの難しさなどにより育児困難感や疲弊が蓄積し精神状態の悪化が懸念される場合は母乳育児から人工乳への切り替えを検討する．

向精神薬治療の未治療や治療中断による胎児へのリスクとして，母親の精神症状の再燃や増悪による不規則な生活が低栄養状態や，喫煙・飲酒など物質使用の増加をもたらし，流産・早産・胎児発育不全などの否定的な産科的転帰が増加することが考えられる．また妊娠中の高い不安抑うつ症状と共に母親のストレス応答系が変化することが胎児側のストレス応答系や中枢神経の発達過程にも影響を与えることも考慮すべきである．

2）周産期うつ病・不安障害と向精神薬治療

妊娠中および産後はうつ病エピソードが出現しやすい時期であり，治療の開始に当たって現在の病相の把握と過去のうつ病エピソードの経過（反復性・妊娠出産との関連）および有効であった治療を確認する必要がある．抗うつ薬（選択的セロトニン再取り込み阻害薬: SSRI）治療には新生児不適応症候群や新生児遷延性肺高血圧症の発生のリスクがあり，新生児期の一時的な管理が必要になる場合がある．同時に妊娠中の抑うつおよび不安は児の死産，早産，低体重出生，子どもの認知機能への否定的影響を与えるため服薬による症状改善のベネフィットも説明する．特に中等度以上のうつ病

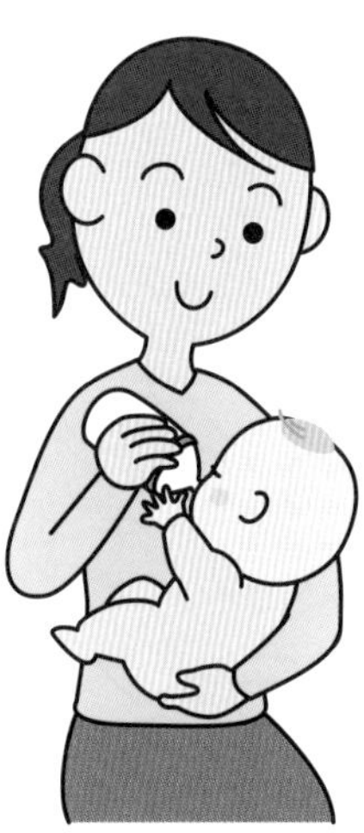

エピソードや自殺企図を伴うなどの重症例では，薬物療法のメリットがデメリットを上回る可能性が高いため，重症度を評価しながら抗うつ薬を使用し，また精神病性うつ病では抗うつ薬と非定型抗精神病薬を併用する．他の心理社会的治療（認知行動療法・対人関係療法・精神療法・社会的サポート）についても有効性のエビデンスがあり推奨されている．向精神薬治療以外の治療の選択肢として心理療法を選ぶことができる治療環境の整備が望まれる．また向精神薬治療を実施する際にもこれらの心理社会的な治療や支援を併用することで治療中断や過剰投与や多剤併用を避け，治療を最適化することができる．

周産期は妊娠・出産に伴う生活の急激な変化から不安が高まり，不眠が生じる女性も多く存在する．それらが持続して生活に支障をきたし，育児困難が生じている場合，不安障害に対して向精神薬治療を導入する場合がある．導入に際して持続的な不安障害の既往がないか，また薬物への依存傾向がないかを確認する．依存形成のリスクを鑑み，抗不安薬は単剤による短期間の治療を目指す．パニック障害や強迫性障害，社交不安障害，全般性不安障害など持続的な不安障害ではセロトニン再取り込み阻害剤の治療を検討する．

3）精神病性障害・双極性障害

統合失調症のある妊産婦では，精神症状によるセルフケアの低下により，好ましくない生活習慣，肥満など様々な健康上の問題，生活機能障害がみられる場合がある．妊娠・出産管理からのドロップアウトを予防し，安全な治療の継続に向けた心理教育やマネージメントが必要である．第２世代抗精神病薬は妊娠・出産への影響が比較的少なく，統合失調症をもつ女性の出産率の上昇に寄与していると考えられる．一方で計画的ではない妊娠も多く，服薬や通院のアドヒアランスの改善が必要となる．慢性の経過で地域や親族から孤立した生活状況に陥り育児のサポートが得にくいことも考えられるため，育児環境の把握が必要である．周産期のマネージメントとしては，第２世代抗精神病薬における催奇形性の上昇の報告は少ない一方，再発・増悪した場合，妊娠の否認や子どもに対する妄想など母児のリスクが高まるため，原則として向精神薬治療の継続が望まれる．

双極性障害は，産褥期に再発しやすく，躁症状やうつ症状の急速な発症や交代があり，自殺のリスクも高いため，現在の病相の把握とこれまでの気分変動の経過を把握した上で，治療の開始や継続を行う．また身体疾患の合併など健康上の問題も多いため確認する必要がある．治療は気分安定薬（リチウム，バルプロ酸ナトリウム，カルバマゼピン，ラモトリギン）が第一選択薬であり，第２世代抗精神病薬についても有効性が示されている．しかしながら炭酸リチウムはエプスタイン奇形など先天性心疾患と関連し，バルプロ酸ナ

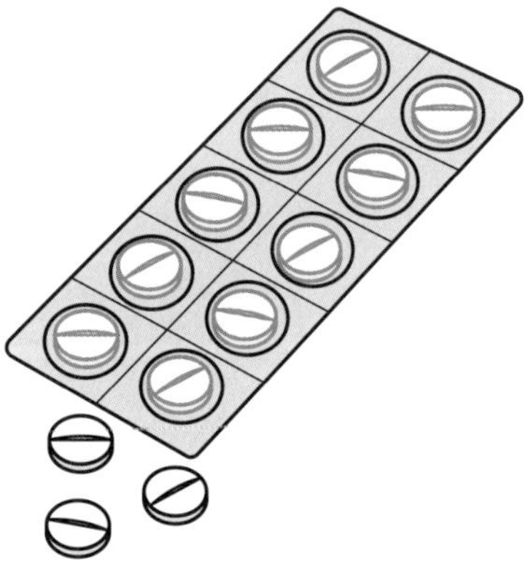

JCOPY 498-16022

トリウムやカルバマゼピンで催奇形性の報告があり，長期的にもバルプロ酸ナトリウムにおいて児の認知機能や神経発達（自閉症スペクトラム）への影響が報告されているため，妊産婦では推奨レベルが変更され，第２世代抗精神病薬が推奨されている．産褥期の急性エピソードの既往がある場合には，早期の予防治療として産後直ぐからの服薬の再開・開始が勧められる．妊娠中期・後期ではリチウムおよびラモトリギンでは妊娠後期にかけての低下や出産後の急増など血中濃度の変化があるため集中的なモニタリングが望ましい．

向精神薬の投与を継続する場合，周産期マネージメントとして妊娠前に催奇形性の少ない薬剤に変更し，単剤化や減量を行うと共に葉酸の服用が推奨されている．また妊娠判明時に治療中断しないための心理教育が重要である．妊娠経過では母児について代謝性合併症のリスクがあるため，母体の体重や耐糖能，胎児発育のモニタリングが必要となる．新生児期・乳児期には授乳・沐浴指導などで母子の絆形成を支援し，新生児不適応症候群・産科合併症の管理に加えて，母親の産後の急性エピソードの発症時には入院治療など迅速な対応が必要となる．

4）向精神薬治療におけるリスク・コミュニケーション

周産期における向精神薬治療を最適化するためには，インフォームド・コンセントの過程で協働的な意思決定（シェアド・デシジョン・メイキング）がなされることが望まれる．胎児・乳児へのリスクに注目しやすい女性の心情を考慮した上で，女性の側の精神疾患の再発リスクと未治療時の精神症状への対処方法・社会資源についても話し合う必要がある．周産期における向精神薬治療のリスクの一般的な説明と同時に，合併症や薬剤使用のない場合であっても先天奇形（大奇形）の発生率が3％前後あり，精神疾患自体や経過によるリスクがあることを説明し，可能な限り女性自身の意見にもとづく治療や薬剤選択のプロセスを重視する．また出産後に向けては授乳と治療の両立は可能であることを伝え，母乳育児を行うか否かは授乳婦自身の決定を尊重し，医療者はそれを支援する双方向の意思決定を行う．向精神薬以外の治療や心理社会的サポートなども含めた包括的な視点にもとづき周産期の治療プランを最適化したかたちで呈示することが望ましい．現在は妊娠と薬情報センターおよび拠点病院へ随時照会することが可能な体制が出来ており，母子医療に関わる多職種によって情報共有のために作成された「母乳とくすりハンドブック」などがある．これらの情報源を活用しながら，母子と家族それぞれの個別の医療や心理社会的な状況に即して具体的に説明を行い，当事者の理解と意思決定を支援する．

1）鈴木利人：向精神薬の妊娠期曝露による胎児への影響．臨床精神薬理．2019; 22（9）: 907-916
2）周産期メンタルヘルスコンセンサスガイド（2017）．http://pmhguideline.com/consensus_guide/consensus_guide2017.html
3）大分県「母乳と薬剤」研究会（編），大分県地域保健協議会（発行）：母乳とくすりハンドブック 第

3 版．2017．

(3) 傾聴と共感

1) メンタルケアにおける傾聴と共感の意義

メンタルケアにおいて傾聴と共感の重要性は誰もが認めるところであろう．その一方で傾聴し共感することに苦手意識を持つ医療従事者は多い．

そこでまず考えなければならないのは「そもそも，どうして傾聴と共感が重要なのか？」であり，「何のために私たちは傾聴し，共感するのか」である．意義と目的が明確になれば，それらをどのように実践すればよいかも自ずと明らかになる．

2) 心のケアを行うための傾聴と共感

一言でいえば傾聴と共感は心のケアを行うための手段のひとつである．心のケアも医療の一環だと考えれば，医療技術であると言い換えることもできる．

心のケアを適切に行うためには相手のことをよく知り，理解できていなければならない．適切なアセスメントがあって初めて適切な介入ができるのは身体医学でもメンタルヘルスでも同じである．

メンタルの状態を理解するためには心理検査や質問紙という手段もあるが，最も基本になるのは相手が語ることを丁寧に聴くことである．そして，この時に共感的に聴くことによって相手は信頼や安心を感じることができ，落ち着いた状態に向かっていく．

まとめると，傾聴と共感は相手を理解するために行うものであり，理解することには「ケアを行うためのアセスメントとしての理解」と「理解すること自体がメンタルケアである」という 2 つの側面があるということである．

3) 共感と共感的理解

正確に言うとメンタルケアに必要なのは「共感」ではなく「共感的理解」である．

① 共感とは

共感とは相手の感情や意見に対して「それはよく分かる」「そうそう，あるある」などと感じることである．共感されることで安心し，元気付けられることもある．しかし，相手と自分が別の人間である以上，いつでも共感ができるとは限らない．例えば「育児疲れでつい子どもを叩いてしまった」という母親に対し，そのような育児経験の全くない者が「よく分かる」と言うことは難しい．また「何があっても子どもを叩くべきではない」と考える者にとっては，そもそもこの発言は全く共感できるものではないだろう．

このように共感は簡単にできることではなく，安易に共感を示そうとすれば「私の苦しみなど他人に分かるわけがない」と，かえって反感を買うおそれもある．

② 共感的理解とは

一方，共感的理解は相手の感情や体験を追体験して共有しようとする理解の仕方である．共感が「自分がその人の立場だったらどう感じるか」であるのに対し，共感的理解では自分という存在を消し，あくまで「その人自身がどう考え，感じているか」を考える．

前述の例で言えば「子どもを叩いてしまった」という行動に至ったその人の性格や能力，生育歴，家族やパートナーとの関係性，子どもの状態，現在の生活状況などに思いを巡らせたうえで「この人が子どもを叩いてしまう気持ちになったのも，無理もないことだなあ」と思えるように理解することが共感的理解ということである．

③ 共感的理解と一般的な理解との違い

医療現場で一般的に行われる理解は，感情や体験を医学用語や点数に置き換えて客観的に相手の状態を知ろうとするものである．例えばEPDSの回答について「問4が3点だから強い不安あり」「問10が0点だから希死念慮なし」などと理解する仕方である．これは簡潔で有用なアセスメントの方法ではあるが，共感的理解ではない．

一口に「不安」と言っても「もやもやして苦しいです」という人もいれば「居ても立ってもいられなくなります」という人もいる．相手の言葉を用いたり，自分なりの表現に置き換えたりしながら，具体的な状況をありありと思い浮かべ，「それは辛いだろうな」などと実感を持って理解することが共感的理解につながる．

4）傾聴

傾聴はメンタルケアを行ううえで最も基本的な態度であり技法・技術である．傾聴の意義や目的は以下の４つに整理できる．

・相手をよく知るため
・相手を受けとめるため
・相手の思考を整理させるため
・相手の感情を落ちつけるため

① 相手をよく知るための傾聴

メンタルケアを行うためには，とにかく相手のことを知らなければならない．身体的ケアを行うときに相手をよく観察し，丁寧に体に触れ，様々な検査所見を把握するのと同じであるが，メンタルケアでは特に聴くということに重点が置かれる．

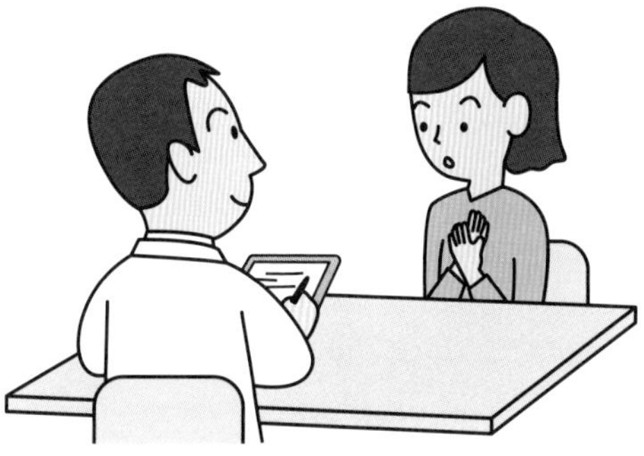

共感的理解のために必要な情報はもとより，相手がどのような表情や口調で述べるのか，ど

のような言葉を使って，どんな表現をするのかといったことも相手の人柄や心理状態を知る手がかりになる．こちらが投げかける言葉や態度によっても相手の心のあり様は変わってくるため，自分自身の言動にも意識的でなければならない．傾聴しながら同時に五感を働かせることも心がけたい．

② 相手を受けとめるための傾聴

ともすれば医療者は上から目線で「指導する」「教えてあげる」という態度になりがちである．しかし受けとめられ，尊重されているという思いを抱けなければ，大切な話もなかなか心に届かない．

「受けとめる」とは相手が話した内容についての良し悪しといった評価や，それに関する自分の意見などはひとまず横に置き，相手が話したことをそのままの形で理解するということである．たとえそれが未熟な主張であったり倫理的に問題がある話であったりしても，その人が語った正直な気持ちであることには敬意をはらうべきである．相手の言葉に耳を傾けるということは，その人に対して強い関心を持っており，受けとめる準備があるという意思表示にもなる．どのような介入を行う場合でも，そのように敬意を持って相手を受けとめたことが基盤として前提となる．

③ 相手の思考を整理させるための傾聴

誰もが自分の気持ちを理路整然とまとまりよく話せるとは限らない．困難な状況にあり自分でも何がなんだかわからない，なぜ自分がこんなに辛くて悲しいのかうまく説明できないといったことはよくあることである．そのような混乱した思考を，ひとつひとつ解きほぐしていくことも傾聴の効能である．

必死で話していると，自分がうまく話せているかどうかまで気持ちはまわらない．そのような時，要所で「うん，うん」と頷いて理解していることが示されれば，安心して話を続けることができる．また，「それは○○ということですね」「○○という気持ちだったのですね」という言い換えや要約があれば，自分が述べたことが確認でき，理解が深まりやすくなる．

④ 相手の感情を落ち着かせるための傾聴

感情が昂っている時，気が済むまで言いたいことを吐き出させることも時に有用である．幻覚妄想や躁症状など精神病性の状態でなければ基本的に感情の昂りは時間とともに自然に収まっていくものであり，相手の言葉に耳を傾けながら見守っていくだけで落ち着いていくことも多い．

問題なのは相手の感情の揺れに直面し，こちらの感情が揺さぶられ，不安や恐れを抱いてしまうことである．誰しも泣き叫んでいる人が目に前にいれば，慌ててその場を早く収めたいという気持ちになるものである．しかし，相手の言葉を遮ってしまえば，たとえそれが善意による優しい言葉であったとしても，それは相手を拒絶することになってしまう．

また，動揺した態度で接すれば相手もそれに影響されてますます動揺してしまう．

その場にいる人との関係性を悪化させる恐れといった不利益や危険性がないことを確認したうえで，できるだけ落ち着いた態度で相手の気持ちに耳を傾ける．頷きや言い換えという技法を用いながら，共感的理解に努めて話を聞くことで，相手は受けとめられている安心感を得ることができる．そうなってはじめて自分の気持ちに向き合えるようになっていく．

⑤ なぜ傾聴が難しいのか

職種によっては相手に必要な知識や情報を伝えることも重要な仕事である場合があるだろう．相手に伝えることにも相応のスキルや準備が必要であり，相手の話を聴くこととはなかなか両立しえないものでもある．

精神科の初診時診察では１時間ほどの時間をかけ，その大半を傾聴に費やすということは珍しいことではないが，精神科医はそのためのスキルや経験を身につけ，必要な時間の確保や準備を行っている．現場でそれと同じようなことをしようとするのは現実的ではないだろう．

自分の行うべき業務のなかで何をどれくらい，何のために聴くべきかを考え，ポイントをしぼって場と時間を確保することによって，相手の言葉に耳を傾ける余裕を持つことができるだろう．長い時間をかければ良いというものではなく，全てのことを聴く必要もない．

傾聴と共感的な態度はメンタルケアを行う基本となる．それはすなわち「相手に寄り添う」という態度でもあるだろう．寄り添うことは言葉でいうほど簡単ではなく，寄り添いたいという気持ちを持ち続けることが大切であるのと同じように，よりよい傾聴と共感をめざす姿勢そのものに意味があると思われる．一方で，傾聴にも共感にも明確な目的と方法論があり，それを押さえておくことが医療者には求められるものと考える．

4．応用編

（1）多職種連携の実際

親子のサポートには医療・保健・福祉の様々な職種が関わる．しかし，忙しい日常業務の中，他の機関とかかわる機会が少なく，ほかの機関・職種がどんなことをやっていて，連携においてどんな役割を果たしうるかが分かりづらい．

心理社会的リスクのある親子に対応する際に，どのような状況で，どのようなタイミングでどこの機関と連携して対応するのかについての共通認識を地域の母子保健関係者で共有することが必要と考えられる．

下記はそのような共通認識のプラットフォームの一例である図1，図2[1,2]．

ここでは，母親の精神症状への緊急性・家庭状況・児の安全性の確保に留意した内容となっている．

周産期の母親のこころの不調への対応において，まず緊急性の有無のアセスメントに留意することは有益である．周産期の母親のこころの不調には，時として緊急の対応を要する場合があるからである．緊急の対応が必要なときとしては，

① 自殺念慮・希死念慮があり，本人がその気持を自分で抑えることができない場合
② 精神病症状（幻覚・妄想など）が急に出現または悪化した場合
③ 自分やまわりの家族・他人を傷つけてしまう危険性がある場合

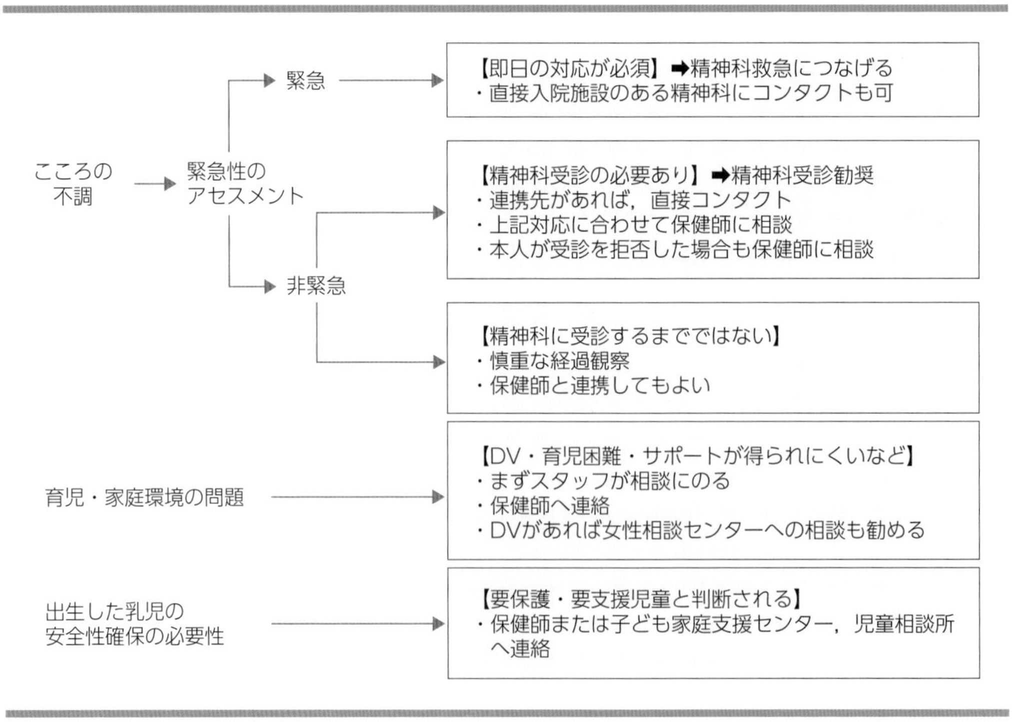

図1　心理社会的リスクのある親子についての産科医療機関での対応のフローチャート

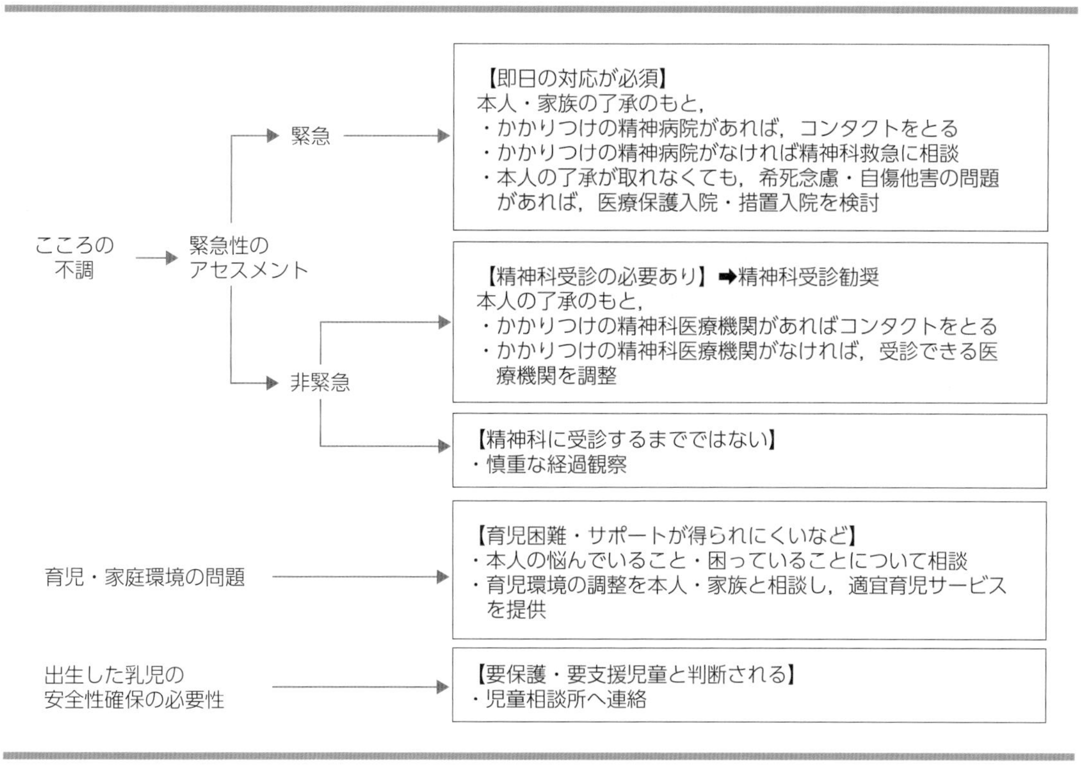

図2　心理社会的リスクのある親子についての保健師対応フローチャート

があげられる[3].

産科医療機関で対応しているこころの不調のある妊産婦の症状が重い場合，精神科に紹介したほうがよい時がある．精神科に紹介したほうがよい場合の判断基準として，本人の精神症状ゆえに，本人または家族（特に子ども）の生活に著しい支障をきたしているかどうかである．著しい支障をきたしている場合は精神科に紹介したほうがよい．

こころの不調があっても精神症状ゆえに本人や家族の日常生活に著しい支障をきたしていなければ，自施設でケアを行い，慎重な経過観察をするとよい．自施設でのケア以外に，地域の保健センターの母子保健担当所管と連携して様々な社会資源を導入して本人や家族の環境調整などを行うのもよいであろう．

母子保健におけるこころの不調のある母親への支援では，本人のこころの不調への支援以外に，家族を含めた社会的なサポートも重要である．育児や家庭環境の問題があれば，保健センターの母子保健担当所管と連携して環境調整を行うなどサポートを行う．

また，母親のこころの不調が著しい場合には，養育不全や児童虐待のリスクにもなりうるため，児の安全にも留意する必要がある．児の安全が懸念される場合には，児童福祉（子ども家庭支援センター・児童相談所）や保健センター母子保健担当所管と連携して親子のサポートを行う．

● 地域での「顔の見える連携」体制の構築のために

多職種で親子をサポートする上で，会ったこともない者・話したこともない者同士で連携することは難しいが，顔見知りの間柄であれば連携はスムーズになりやすい．地域の母子保健関係者の間で日頃顔見知りの間柄であるような「顔の見える連携」の構築が望まれる．そのためには，地域の中核医療機関や保健機関などがイニシアチブを取り，関係者が一堂に会して意見交換や検討会・ケア会議を行うことは有益と考えられる[4]．

● 妊産婦の自殺予防

妊産婦の自殺は周産期死亡の原因の第一位であることが国立成育医療研究センターの調査でも明らかになっている．妊産婦の自殺を予防するためには，自殺のリスクに早く気づき早期介入することが重要である．現在，エジンバラ産後うつ病質問票（EPDS）が産婦健診や新生児訪問などで広く用いられるようになっている．EPDS の項目 10 は自殺念慮を反映するとされている[5,6]．EPDS を実施した際に，項目 10 で陽性となった場合は，自殺念慮の存在の可能性を考え慎重に評価を行い，ケアにつなげるとよい．また EPDS 実施時以外にも面接の中で自殺念慮が明らかになったり，本人の様子から自殺念慮の存在がうかがわれたりすることがある．そのような際にも同様の対応が必要である[7,8]．

自殺念慮を認めた場合の自殺予防のための接し方としてとして，TALK の原則がある[9]．自殺念慮を認める妊産婦への対応においても有効と考えられる[10]．

TALK とは，Tell（伝える），Ask（尋ねる），Listen（聴く），Keep safe（安全を確保する）の頭文字をとったものである．

Tell（伝える）: 自殺念慮を語った本人に対し，自分の気持ちをはっきりと伝える．（例）「いまのあなたのことがとても心配です」「死んでほしくないです」など

Ask（尋ねる）:「死んでしまいたい」という気持ちについて率直に尋ねる．（例）「どんな時に死にたいと思いますか」

Listen（聴く）: 死にたくなるほどつらい気持ちを傾聴する．そのような気持ちに追い込まれている辛い状況や気持ちを理解し共感する．しっかりと傾聴するならば，自殺について話すことは危険ではなく，予防につながる[11]．

Keep safe（安全を確保する）: 自殺の危険が考えられたら，孤立させないようして寄り添い，また，周りの人から適切な援助を求めるようにする．自殺念慮を認める妊産婦への対応においては，家族とりわけ児の安全確保についても考える必要がある．

新生児訪問の面接時に EPDS の項目 10 や面接内容・本人の様子から自殺念慮について

JCOPY 498-16022

もアセスメントし，その後 TALK の原則による心理的危機介入とケースマネージメントを行うことで地域全体の産後の母親の自殺念慮を改善させる効果があることが明らかになっている[10]．このような取り組みは，産科医療機関の臨床や保健指導の中でも行われることで妊産婦の自殺対策につながると考えられる[7]．

1）立花良之: 母親のメンタルヘルスサポートハンドブック 気づいて・つないで・支える多職種地域連携．医歯薬出版株式会社．2016.

2）日本産科婦人科学会・日本精神神経学会（編）: 精神疾患を合併した，或いは合併の可能性のある妊産婦の診療ガイド: 各論編総論 13-2 アウトリーチ（COVID-19 など危機的状況を含む）．2020.

3）日本周産期メンタルヘルス学会（編）: 周産期メンタルヘルス　コンセンサスガイド 2017 CQ5. 2017.

4）立花良之，小泉典章: 周産期メンタルヘルスケアにおける多職種連携．精神医学．2020; 62（9）: 1203-1214.

5）Howard LM, Flach C, Mehay A, Sharp D, Tylee A. The prevalence of suicidal ideation identified by the Edinburgh Postnatal Depression Scale in postpartum women in primary care: findings from the RESPOND trial. BMC pregnancy and childbirth. 2011; 11（1）: 57.

6）Bodnar-Deren S, Klipstein K, Fersh M, Shemesh E, Howell EA. Suicidal ideation during the postpartum period. Journal of Women's Health. 2016; 25（12）: 1219-1224.

7）立花良之: 続母親のメンタルヘルスサポートハンドブック 産婦自殺・母子心中をなくすための対応ガイド．医歯薬出版株式会社．2021.

8）日本産科婦人科学会・日本精神神経学会（編）: 精神疾患を合併した，或いは合併の可能性のある妊産婦の診療ガイド: 総論編 総論 4-1 自殺念慮のある妊産婦への対応．2020.

9）Tanney B, Ramsay R, Lang W, Kinzel T. Safetalk. Development of brief skills training in suicide intervention. Psychiatria Danubina. 2006; 18（Suppl. 1）: 94-95.

10）Tachibana Y, Koizumi N, Mikami M, Shikada K, Yamashita S, Shimizu M, Machida K, Ito H. An integrated community mental healthcare program to reduce suicidal ideation and improve maternal mental health during the postnatal period: thefindings from the Nagano trial. BMC Psychiatry. 2020; 20（1）: 389.

11）松本俊彦: もしも「死にたい」と言われたら: 自殺リスクの評価と対応．中外医学社．2015.

（2）事例検討の進め方

1）事例検討とは

① 対象理解のための事例検討

ここで述べる事例検討会は，眼前の処遇検討にとどまらず，対象者の半生を多面的な情報を手繰り寄せて紡ぎ（整理・分析），対象者の生き方の理解に少しでも近づくことであり，半生の延長にある「今，そしてこれから」の生き方を支える/応援する効果的な関与方法を探すことを指している．

その際，事例検討の場では，対象の意見表明，そして地域の暮らしや人としての尊厳を守り，その人とその家族が“あたりまえの暮らし”を享受できるよう導くために熟慮するものであることをメンバー間でまずは共有したい．

効果的に検討するには，的確なネットワークメンバーの選出，対象の多面的理解の促進につながる情報の提供がなされる環境整備，情報をもとに課題抽出，援助方針，援助方法，優先度，関与・介入のタイミングやその手段と役割決めなどに積極的にかかわる姿勢，対象者から学ぶという真摯な姿勢が大切になる．

② 事例検討は，なぜ必要か

対象者の健康的な生活を脅かす課題，特に，虐待およびその周辺の事情については，家族の関係性の病理が潜むことも多い．リスクも，単発で決定打といえるものはほぼなく，保健医療的，経済的，教育的，心理的，社会的，法的要因などが複雑に絡み合っている場合が多い．従って，多分野の客観的情報を繋ぎ合わせて対象者に関する一つの物語を構成するための推定・判断を含む思考を繰り返す作業（アセスメント）が必要であり，言い換えれば，アセスメントなしのリスク判断は難しいし，危険である[1)]．

また，同職種のみで理解したつもりになると，「過剰な了解」が働きすぎてしまうことで看過する要因も生じやすい．そうなると見立て/判断がはずれたり，援助関係に支障を来したり，支援が行き詰まることにもつながってしまう．

2）事例検討会のポイント

事例検討会[2,3)]は，事例を提供する者（以下，レポーター）に対する支援行動の可否について指摘する会ではない．約 1 時間半前後の時間を使ってステップごとに進行していく．以下に，事例検討会の特徴を 3 つ示す．

① 対象家族（事例）が中心

当たり前であるが，事例検討対象となる“対象事例（家族）が真ん中”と考える．検討事例を「担当者への助言の場」ではなく，「自分が担当している事例」と意識的に考えられるように開始前に口頭で伝える．参加者が皆でホワイトボードに向かって対話ができるよう配置にも考慮する図 1．検討開始前には，「約束事」を確認する図 2．

この背景には，事例提供者に細部の情報を要求するあまり，情報を羅列して時間切れになる場合やレポーターが援助スキルなどを否定され，傷つき体験となっている場合が少なからずあったからである．

② アセスメントの重視

事例検討会ではアセスメントを言語化する時間を設定する．

アセスメントは，支援の過程で家族情報が徐々に追加されていくにつれて改訂されるものである．完成されたアセスメントはなく，アセスメントもその都度，漸進的に精緻化されるものである．後述する支援目標や計画を立てる段階で，不足情報が浮上することがある．確認した不足情報を意図的に収集しながら支援を進め，段層的なものとして再アセスメントを繰り返すことも必要である図 3．

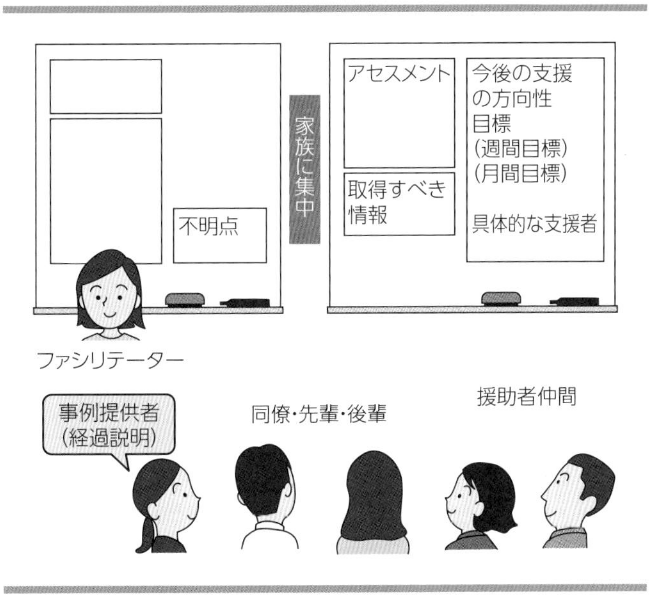

図 1　事例検討の配置（同じ記録を共有する）

グランドルール
＊事例はみんなで考え，全員が発言する
＊誰かを責める会にはしない
＊事例提供者の支援内容を否定／批難しない
＊人の話はさえぎらず，最後まで聴く
＊ファシリテーターの指名にはこたえる
…「パス」もこたえの一つ

図 2　事例検討会のグランドルール

③ 事例検討では，支援の評価（PDCA サイクル）も重視

アセスメントに基づいて，支援の目的（主語は対象者であり，対象者がこうなる）とそのための支援者及び家族それぞれの行動目標・計画を立てる．個別支援も PDCA サイクルを意識するとメリハリがつきやすい．Plan は，情報の事実と推定を区別し，アセスメントを経て，支援目標を（再）設定し，目標に見合った支援方法と役割分担を行う．Do は支援の実際である．繰り返し事例検討などを介して Check（評価）と Action（支援の見直しも含めた検討）を繰り返すプロセスは，論理的かつ客観的に事例を見つめるために必要なことである 図 4．

3）事例検討会の実際

本事例検討会の手法は，レポーター，進行役（以下，ファシリテーター），板書・記録係

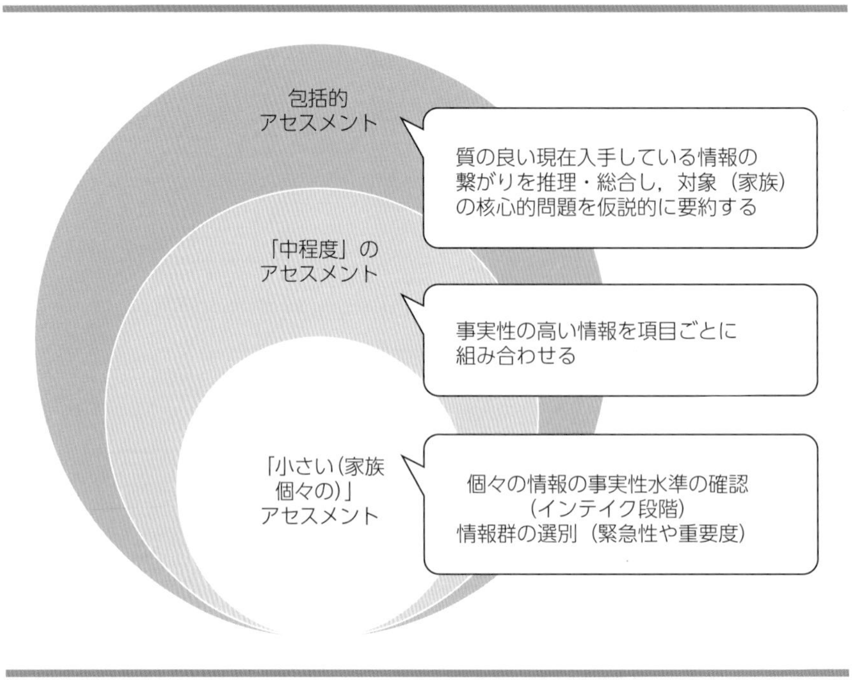

図3　アセスメントの階層

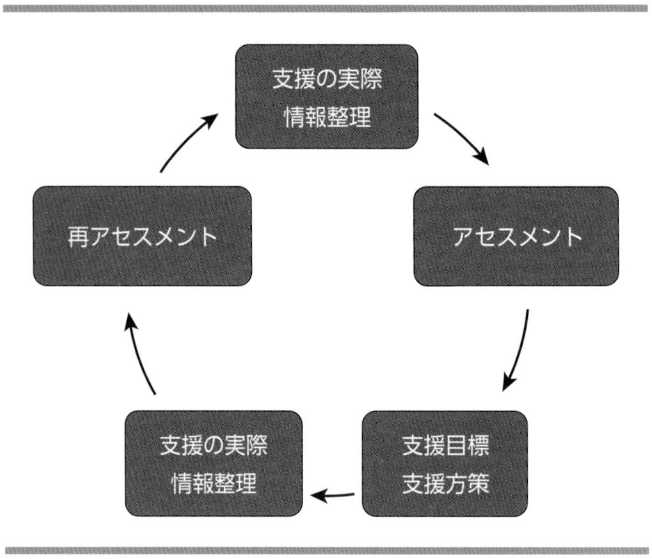

図4　アセスメントと支援

（ホワイトボードなどに記述する人）と事例を共に考える参加者がいて成立する．ファシリテーターはステップに沿って，時間を区切って進める図5．

このステップは，限りある時間の中で，入手した情報を精査して磨く作業とアセスメントの時間を確実に保障するために設定したものである．

情報を磨く作業〈ステップ3〉は，直接当事者本人（家族）から聴いた情報，直接見た

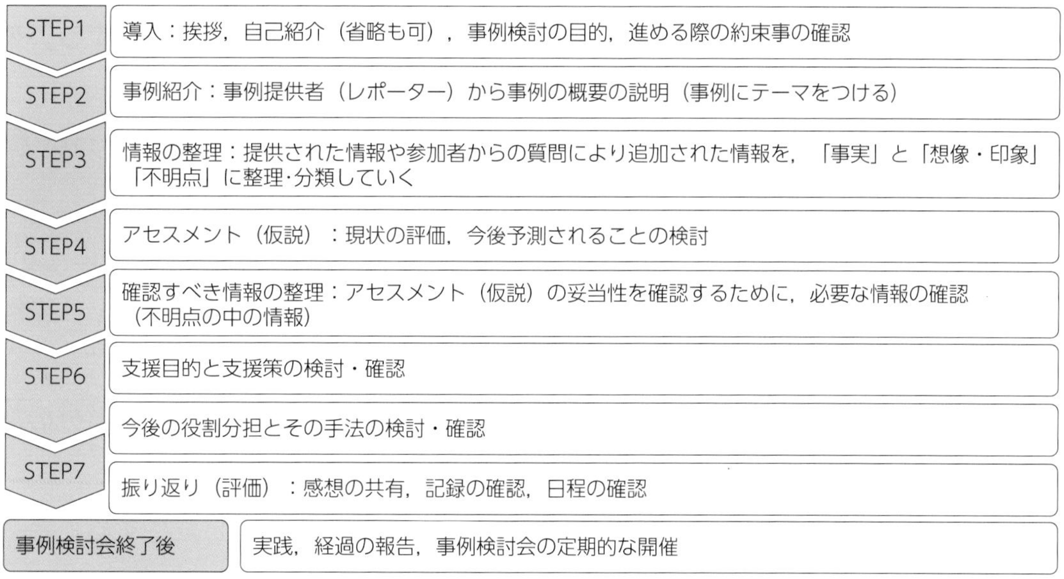

図 5　事例検討を進めるプロセス

情報など信憑性の高い一次情報と近隣者や同居していない親類縁者などから得た二次情報，不確実なので要確認だが重要だと思われる情報など，情報の正確度を区別する段階である．

〈ステップ 3〉によって，「必要な情報の不足を知る」，「事実と印象・推測を峻別する努力をする」，「見落としているかもしれない情報に気づく」，そして推測の根拠として新たな「事実」を収集することで情報として磨きがかかり，〈ステップ 4〉の再アセスメントの成熟に生かされていく．

アセスメントする支援者側には一定の責任性が生じるので，アセスメントを口にするのは阻まれるが，情報の追加により修正の必要性が出れば，逐次改訂すればよいと考え，ファシリテーターは自由で闊達な議論を導くよう心がける．

〈ステップ 6〉の支援の目的（短期・長期目標）と支援策の検討は，〈ステップ 4〉のアセスメントに基づき検討する．①アセスメントで導かれた要因（単数でも複数でも）を列挙し，②各々の要因の削減・解消に向けて家族が動く・あるいは支援者の関与で動かすことが可能なものを抽出し（支援の実現可能性），③動かすことにより，これまでよりも好ましい変化がもたらされる可能性が高い要因を見出す．実施可能で具体的な支援策となることが重要で，適宜優先度をつける．活用できる既存の社会資源や，新たに必要な社会資源は何かについても念頭に置きながら検討する．〈ステップ 7〉では，最後に，参加者全員の学びや事例提供者へのねぎらいを含めたクールダウンの時間を持つ．

4）ファシリテーションとは

Facilitate とは,「物事や仕事などを楽［容易］にする, 手助けする, 促進する」を意味するが, 事例検討に置き換えると以下のような手助けが該当すると考える.

① 皆が, 自分の事例と考えて発言しているかに着目し, 一人ひとりが事例について考え, 意見を述べることが出来るよう全体の雰囲気を感じ取りながら支える.
　途中で, 参加メンバーの目線がホワイトボードから外れて, レポーターに注がれて, レポーターの支援内容を否定とは言わないまでも指摘する場面があれば,「事例を中心に考えましょう」など軌道修正をはかるなどに留意する.

② ファシリテーターも板書係も, 役割の制約を受けずに, 気づいたことは自分の意見として発言する.

③ 自由で共感的な雰囲気をつくりだし, 参加者全員の安全な空間を維持すること. その際に, 事実と区別することに配慮しながら, 支援者としての推定・想像を遠慮なく語ることを促すことも重要である.

④ 参加者全員の気づきを深めたり, 論理的思考過程をサポートすること. 単なる「指導」「教授」に終わらないためには, 参加者が「自発的に気づく」ことを体験できることが必要である.

⑤ レポーターの感情状態および参加メンバーの心の動きや言動の変化について観察をし, 敏感でありたい.

1）岩間伸之: 援助を深める事例研究の方法. 対人援助のためのケースカンファレンス（第 2 版）. ミネルヴァ書房. 2005.
2）日本看護協会: 平成 25 年度保健指導支援事業保健指導技術開発事業報告書. そうだ！事例検討会をやろう！“実践力 UP 事例検討会”〜みて・考え・理解して〜. 日本看護協会健康政策部保健師課編. 2013.
3）日本看護協会: “実践力 up 事例検討会”におけるアセスメントを深めるためのファシリテーターの手引き. 日本看護協会健康政策部保健師課編. 2015.

5. 研修会開催方法

MCMC 母と子のメンタルヘルスケア研修会（以下，研修会）には，医会主催の研修会（入門編・基礎編）および指導者講習会（応用編）と地域主催の地域研修会がある図 1．医会主催の研修会・指導者講習会は年 2 回の開催を予定しており，地域研修会は全国で開催していただきたいと考えているが，2020 年以降は新型コロナウイルスの感染拡大のために滞っている．現在，地域研修会として開催できるのは入門編のプログラムのみであるが，今後は基礎編についても開催できるよう準備を進めている．研修会・指導者講習会は地域研修会も含め，「MCMC 母と子のメンタルヘルスケア」ホームページから受講申込を行う図 2．

ここでは主に地域研修会（入門編）の開催方法について説明する．

入門編研修会の基本構成は表 1 のようになっており，受講者は事前に e-learning による自宅学習を行ってから集合研修会に参加する．集合研修会はロールプレイやグループワークを中心にしたプログラムが準備されており，スーパーバイザーの精神科医は医会から紹介する．研修会主催者は，日時と会場を設定し，地域連携に関する講演やトピックス（オプション）の演者を依頼する．その他の詳細は開催要項表 2 のとおりで，主催者に原則として指導者講習会の受講認定者を含めること，受講料や講師招聘費などは主催者が負担すること，受講申込・e-learning の提供・受講修了証の発行はホームページ上で行うことなどが規定されている．また，入門編のプログラムは助産評価機構が定める「助産実践能力習熟段階; Clinical Ladder of Competencies for Midwifery Practice, CLoCMiP」のレベル III 認証制度の申請要件として認められており，この要件を満たすために，ホームページ上にプレテスト・ポストテストが準備されており，研修会の受講修了証が認証制度の認定証となる．

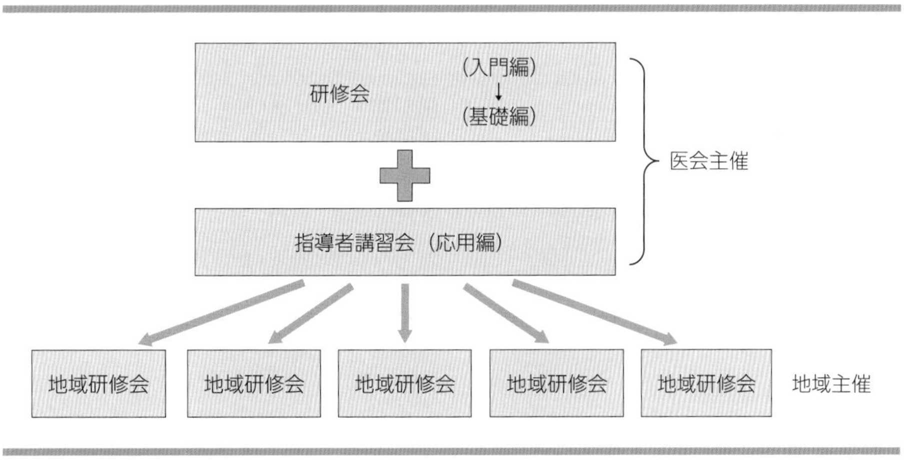

図 1　MCMC 母と子のメンタルヘルスケア研修会

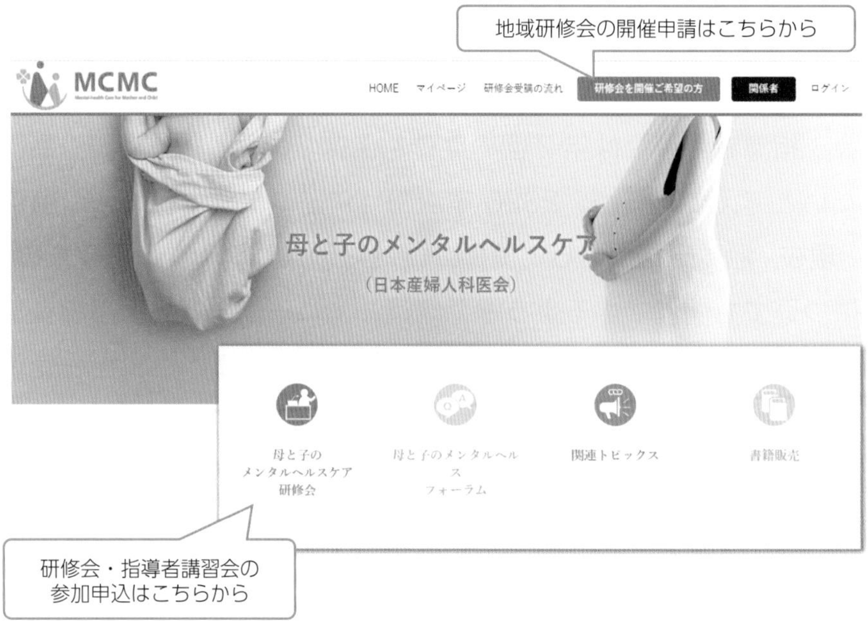

図 2　MCMC 母と子のメンタルヘルスケアホームページ
https: //mcmc.jaog.or.jp/

表 1　MCMC 母と子のメンタルヘルスケア研修会（入門編）基本構成

e-learning（自宅での事前学習）

タイトル	受講時間
母子の愛着形成について	13 分
周産期メンタルヘルスの重要性と日本産婦人科医会の取り組み	25 分
母子の関係性と妊産婦の対応の基本	15 分
妊産婦のメンタルヘルスの不調と対応	12 分
3 つの質問票の使い方	23 分

集合研修会

内　容	講習時間	講　師
トピックス（講演など）（オプション）	30 分	外部講師など
地域連携に関する講演	30 分	地域行政など
3 つの質問票の使い方（ロールプレイ）※必修	60-90 分	スーパーバイザー
事例検討（グループワーク）※必修	90 分	スーパーバイザー
総括　※必修	10 分	スーパーバイザー

・e-learning は研修会の参加を申し込んだ後，サイトから観ることができる.
・集合研修会では地域連携に関するプログラムを企画し，連携促進に役立てていただきたい.
・必修プログラムは本会で準備し，スーパーバイザーの精神科医を紹介する.

JCOPY 498-16022

表 2　母と子のメンタルヘルスケア研修会（入門編）（MCMC 認定研修会入門編）開催要項

1. 主催者には原則として指導者講習会の受講認定者を 1 人以上入れてください.
   - ➢ 指導者講習会の受講認定者にはグループワークの進行をお願いします．適当な方がいない場合には，研修会受講経験者またはスーパーバイザーにお願いしてください.
2. 研修会にはスーパーバイザーの精神科医を一人招聘してください.
   - ➢ MCMC 事務局で候補者を推薦いたします.
3. 研修会の受講料は主催者が設定し，研修会の費用（会場費，講師招聘費など）は主催者が負担してください.
4. 原則として，受講申し込み，e-learning の提供，受講修了証の発行は MCMC 事務局が web 上で行います.
   - ➢ 受講者の募集は MCMC ホームページから行います.
   - ➢ 受講者には受講登録・認定料として 3000 円をお支払いいただきます.
5. 研修会ではプレテスト・ポストテストを行います（クリニカルラダーⅢ認定に必要です）.
   - ➢ プレテストは e-learning による事前講習の前に web 上で行います.
   - ➢ ポストテストは研修会終了後に web 上で行います.
6. 受講修了証はポストテスト終了後，ホームページから印刷することができ，助産実践能力習熟段階レベルⅢ認証のための認定証となります.

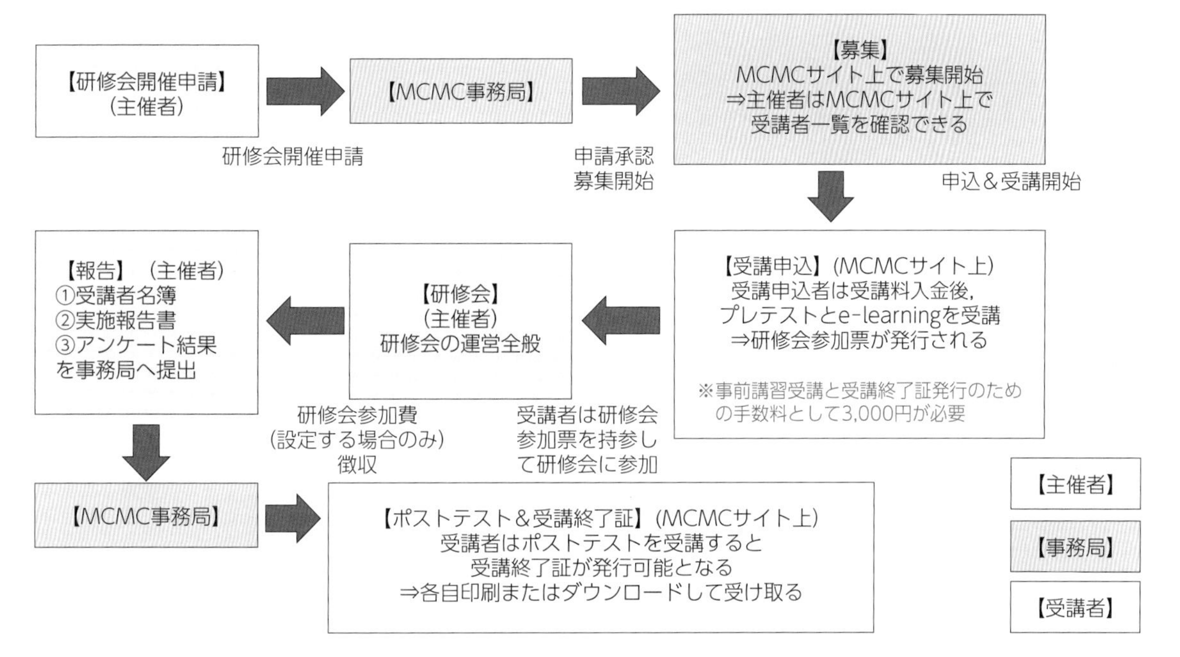

図 3　研修会開催の流れ

研修会開催希望者（団体）は，ホームページ右上の「研修会を開催ご希望の方」から入り図 2，地域開催団体として登録する．これにより指定のメールアドレスにログイン ID，パスワード，管理システム URL が送信されるので，この URL から研修会の登録・申請を行う．管理システムでは受講者の登録状況も確認できる．研修会終了後は，集合研修会の参加状況を事務局に連絡する．受講者がポストテストを終了すると修了証が発行可能となる図 3．ホームページには，開催要項・申請方法の詳細の他，研修会の紹介ビデオも掲載されているので参考にしていただきたい.

受講者は，ホームページ中段の「母と子のメンタルヘルスケア研修会」から入り図 2，研修会プログラムの中の希望する研修会に申込を行うと，プレテスト，e-learning の受講，研修会参加票の発行，ポストテスト，受講修了証の発行までが一連の流れで行われるようになっている.

V 多職種連携の実際

1．院内連携の実際

〈 東京医科歯科大学医学部附属病院における“母子支援システム”〉

当院では，社会的ハイリスク，精神疾患合併，産後の精神疾患発症ハイリスクの妊婦に対し，“母子支援システム”と称した多職種協働の支援体制を構築している図1．支援対象は，当院で出産予定のすべての妊娠女性に対して行う社会的ハイリスクの評価とうつ病・不安障害スクリーニングによって特定し，妊娠初期から介入を行っている．さらに，飛び込み出産や緊急の母体搬送，産後の新たな精神的問題などについては，精神科へのコンサルテーションやソーシャルワーカー（以下，SW）への個別依頼によって評価している．対象者に関しては，月 1 回開催される母子支援会議（助産師，SW，育児支援担当看護師，精神看護専門看護師が中心，必要時産科医，精神科医，新生児科医が加わる）で具体的な方針が決定されている．他院精神科に通院中もしくは新たに精神科診療を必要とする場合は，当院精神科の周産期メンタルヘルス外来に産科スタッフが予約の上，受診してもらっている．同外来は平成 27 年 4 月に開設され，精神看護専門看護師，精神保健福祉士（以下，PSW），臨床心理士・公認心理師，薬剤師が適宜協働して精神科的支援を行っている．かかりつけの他院精神科での診療を継続してもらった上で，同外来が関係各部署との橋渡しを行う場合と，妊娠期間中は同外来が全面的にフォローする場合があるが，産後 1 か月健診での評価後は地域に引き継ぐようにしている．

育児体制に不安があり支援を要すると判断される妊産婦に対しては，SW が中心となって妊娠中から社会資源に関する情報提供，地域相談機関との連絡・調整を行い，産後も切れ目のない支援を受けられるような体制を整備している．一方，児に関しては，育児支援看護師による「すくすく外来」がある．そこでは，退院後の児の発育・発達の観察をするとともに，育児不安を抱える母親への具体的な助言や育児指導を行っている．

また，産科医，新生児科医，精神科医，助産師，看護師，SW，認定遺伝カウンセラーを含めた多職種による周産期カンファランスを週 1 回の頻度で定期的に行い，ここでは産科的な問題を中心とした全体的な情報共有がなされている図2．

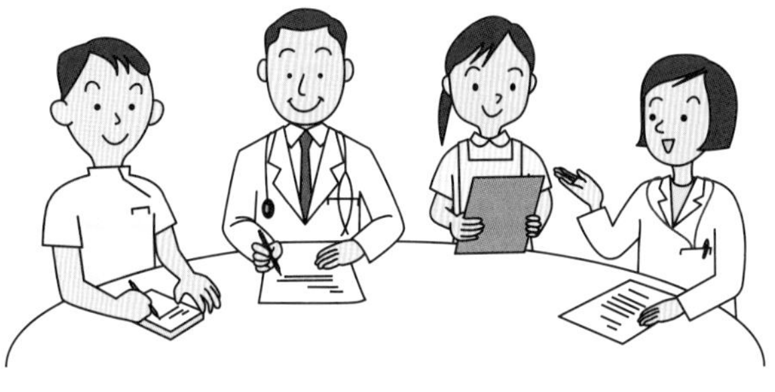

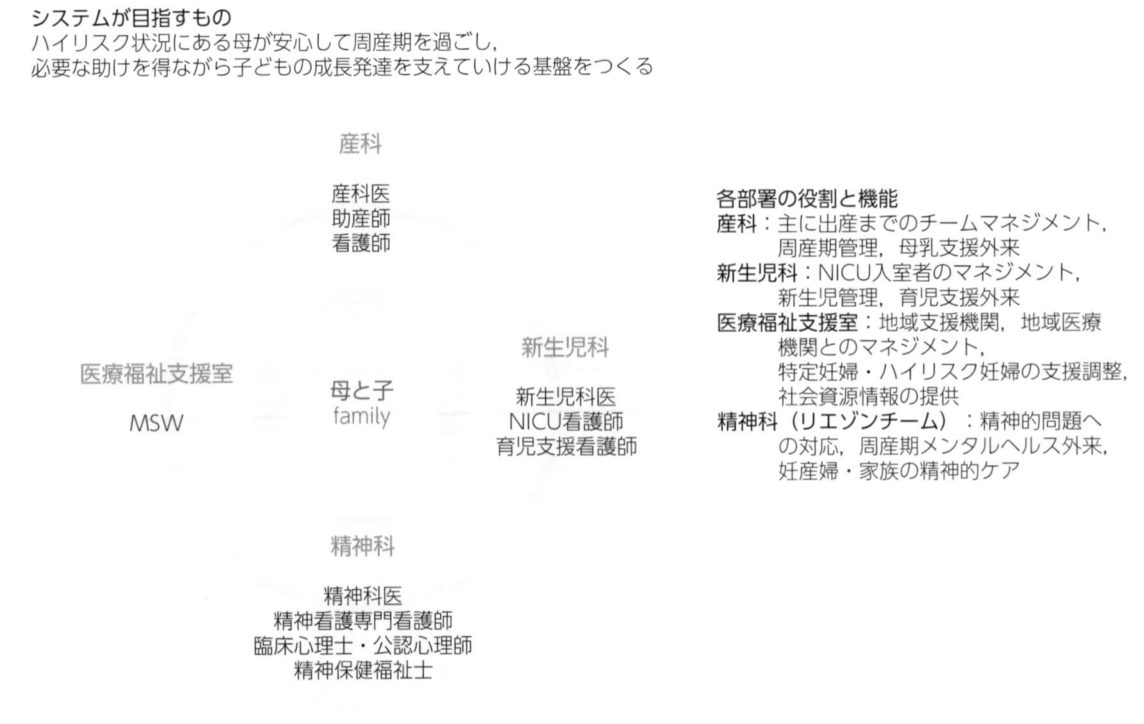

図1　母子支援システムの概要

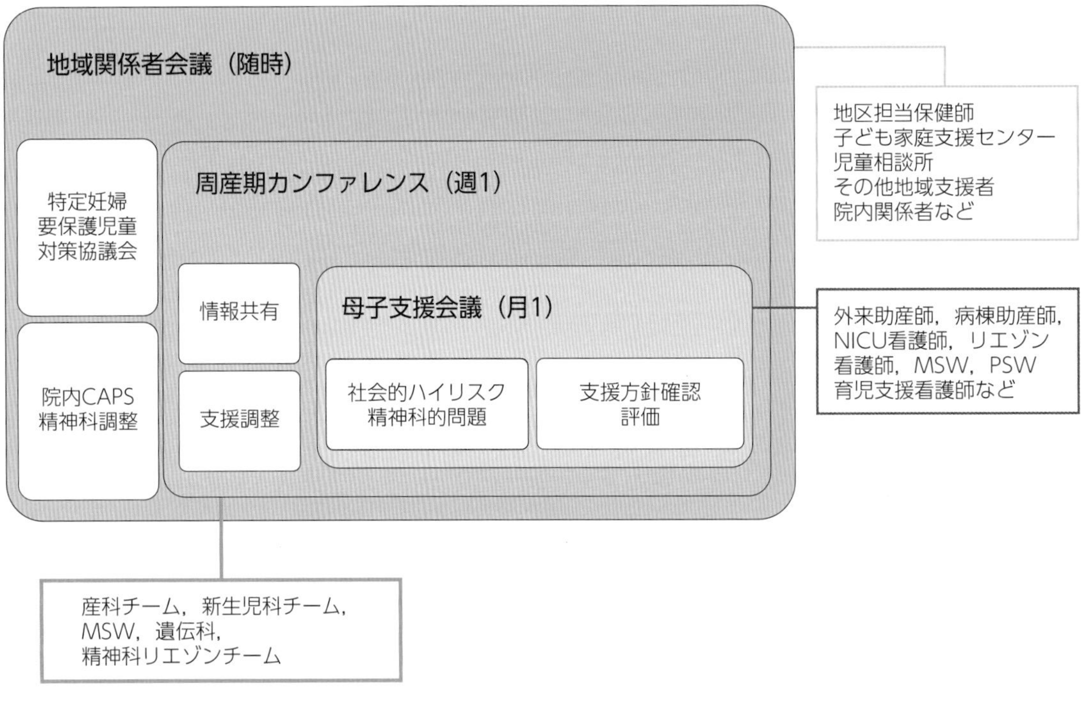

図2　多職種会議/カンファランス

2. クリニックでの取り組み

《 クリニックから発信する子育て支援 ～かみや母と子のクリニック～ 》

沖縄県の2018年の合計特殊出生率は1.89と全国1位であるが，2,500 g未満の低体重出生率は10.9％で全国9.5％と比べ最も高く，10代の出生割合も2.6％と全国1.2％と比べて約2倍，15～49歳の有配偶率は67.7％で全国の72.1％を下回ってはいるが，出生率が高い20～29歳の有配偶率は全国を上回っており，30歳以上での離婚率が高いことが考えられる．人口1,000人当たりの離婚率は2.53と全国一，出生数に占める非嫡出子の割合は全国の2.2％に対し沖縄県は4.2％と上回っている．さらに，都道府県の世帯当たりの平均収入が全国一低く，子どもの貧困率は29.9％と全国の16.3％と比較して深刻な状況である．このように沖縄県は他の都道府県と比べ，特定妊婦割合が高いことが予想される．

沖縄県本島の糸満市に位置する当院では，平成24年4月から平成25年3月の1年間に当院で分娩した全妊婦747人に，メンタルヘルスケアの必要性を検討するための調査を実施し，総分娩数のうち21.6％になんらかのメンタルサポートが必要であるという結果を得た．それらを根拠に，クリニック独自の妊産婦メンタルヘルスケア体制を構築し，実践している．当院は，産婦人科だけでなく小児科も併設している特色により支援体制を充実させることが可能になっている．以下に当院での取り組みの実際を4つの段階で説明する．

(1) ひろいあげる力

当院では，妊婦健診において，妊婦との関わりの中で些細なことでも気になる場合は，ハイリスクシートに記載して把握できるようにしている**資料1**．医師・看護師・助産師・事務スタッフ誰でも記載できることになっている．医師や助産師が診察や保健指導中に気がつくことだけではなく，さまざまな職種がそれぞれの場面での気づきを書き込んでよいノートで，記載された内容を公認心理師が精査し，必要な情報をさらに収集してそのシートに書き込み，そのまま報告ツールとして使用する．2か月に1度，産科医・小児科医・看護師長・助産師・心理師でハイリスク報告を共有し，妊娠中，分娩までの目標，産後育児に予想される問題点を検討し，支援方針を決定する．カンファランスでは，胎児を含めた妊娠の経過，出産の準備状況，キーパーソンの確認，家庭環境（上の子がいる場合，身体状況），経済を含めた生活状況，家族構成などの情報を共有する．2019年度は総分娩数599人に対し，117人のハイリスク報告を行った．

資料1　ハイリスクシート

<table>
<tr><td>ID</td><td>氏名</td><td>年齢</td><td>初経</td><td>EDC</td><td>担当 MW／心理</td></tr>
<tr><td></td><td></td><td></td><td></td><td>R　　／</td><td></td></tr>
<tr><td colspan="6">精神疾患（　　　　　　）服薬無・有（　　　　　　）通院無・有（　　　　　）
身体疾患（　　　　　　）服薬無・有（　　　　　　）通院無・有（　　　　　）
過敏性・考え方が極端・意思疎通難・攻撃性　虐待（通告あり・なし・その他　　　　）
高不安・吐き気・食欲不振・不眠　　　　　DV（通告あり・なし・その他　　　　　）
多産・シングル・ステップアップ・初診が遅い・予期せぬ妊娠 / 計画していない妊娠・母子手帳未発行・健診未受診経済リスク・サポート少・介護や療育を要する家族がいる・その他（　　　　　）</td></tr>
<tr><td colspan="6">○備考　　　　　　　　　　　　　　　　　　　　❀次回健診　　／

○確認事項・今後の指針</td></tr>
</table>

(2) 継続支援

当院は受け持ち助産師制を導入し，妊産褥婦の継続ケアに取り組んでいる．これにより，妊娠中から産後１か月の期間，個々に応じた指導ケアプランの実践が可能になる．ひろいあげたハイリスク妊婦の支援方針をもとに，受け持ち助産師は妊産婦と関係を構築しながら安心・安全な分娩，育児を行えるように身体面，精神面への働きかけ，育児サポートの有無の確認や支援を行っている．精神科・心療内科既往歴がある妊産婦は心理師による詳細な聞き取り把握を行い，必要があれば心療内科へのつなぎ直しや，産科⇔精神科・心療内科主治医間で診療情報提供を行いながら関わりの注意点を確認していくこともある．

妊産婦を取り巻く環境は変化を伴うため，関わりながら支援方針を変更していくことも多い．個別のケースカンファレンスも行いながら，産後にメンタルヘルスの悪化や虐待リスクが高いと予想される場合は，妊娠中から関係各所と情報共有を行い，支援体制を整えている．分娩時や産後の入院中により注意が必要と判断した場合，分娩を担当する助産師を含め病棟で産後のケアを担う看護スタッフに共有されるようにケアプランを提示する．入院中は産科医，心理師を含めた病棟勤務スタッフ間で，詳細な状態把握をもとに朝と夕の申し送り時に個々のカンファランスを行っている．特に夜勤帯の産婦の様子は重要で，昼間に見られる様子と，眠気もあり疲労もある時の様子にはギャップがある時も多く，産婦が身体的，精神的負担を感じた時の状況が予測できる．そのような情報も含めその日の方針や目標を決め，産後一貫した育児支援ができるように努めている．

妊娠中にハイリスクに上がらなかった産婦でも，分娩という人生での大きなイベントを経験し，その後の変化に適応困難を感じるケースもある．当院では，心理師２人体制で全例に訪室を行い，リスク評価をして産後のハイリスク者をひろいあげ，気づいた情報を他の病棟スタッフと共有している．2019 年度は，前述したように妊娠中は 117 名のハイリスク報告だったが，妊娠，分娩，産後の経過の中でハイリスクを除外できるケースや，産後の様子から支援が必要になったケースなどがあり，最終的に178人を継続支援・見守りを要すると判断した．これらのハイリスク者には，小児科を含めたスタッフ間で支援方針を検討し産後健診でより細やかなケアやアセスメントを行っている．2週間健診や1か月健診で，EPDSやボンディング，表情や実際の育児行動を確認しつつ，支援継続がどの程度必要か検討する．1か月健診を終えた後も，希望される場合は必要に応じて母乳外来の案内を行ったり，ママ&ベビークラス（産後2か月頃までの母子対象）に参加を促して，他の産後ママとの育児情報交換やベビーの体重チェックの場を提供している．（新型コロナウイルス感染の影響で，現在は個別の助産師外来で対応）

(3) 小児科の関わり

産後健診で児は小児科医が担当するため，妊娠中や産後の入院中の様子を心理師が作成したリスクシートを通して小児科へ情報を提供する．入院中の母親の様子は，毎朝行われる小児科医の新生児診察において，病棟のスタッフからも提供されている．小児科医や小児科看護師は，2週間健診や1か月健診で，母子の様子を観察して，違和感がある場合は心理師や受け持ち助産師に報告する．1か月健診以降は，予防接種や乳児健診（2か月健診，4か月健診，7か月健診，1歳健診）を希望者に行いながら継続支援を行うことが可能になっている．

産後は小児科に家族ぐるみで通院されている場合も多く，ハイリスク者の家族に詳しいケースもある．産科・小児科が併設しているため，双方向で情報交換を口頭で行うことも多い．小児科医は，地域の乳幼児健診，保育所の園医，発達障害の療育センター嘱託医，要対協会議参加，母子保健担当保健師との会議などを通して地域全体の子育て支援に深く関わっている．

小児科では，育児支援の一環で，育児プログラムを年に数回行っている．BP(Baby Program) という親子の絆作りを目的としたプログラムや，子育てに悩む親を対象としたトリプルPという子どもの行動を親がどのように捉え，どのように関わると改善されるのかという考え方やスキルを学んで前向きに育児ができるように支援する参加型プログラムを提供している．希望者も多く，当院で出産されていない親子にも枠を広げており，地域全体の育児支援を目標に活動を行っている．

(4) 切れ目ない支援を目的とした院外との連携

当院の関わりだけではフォローが困難なケースも多くみられるため，積極的に地区担当の保健師と連絡を取り合い，早めの支援依頼を徹底している．早めに行政と繋がり，母親が安心する環境を整えることで，メンタル不調や虐待の予防が可能になると考えて取り組んでいる．個別の細やかな育児支援が必要で，当院ではマンパワーの問題からフォローできない時には地域の開業助産師に依頼し，経過を見守ってもらうケースもある．ハイリスク者は保健師訪問や家事ヘルパー派遣，保育所の入所相談など，当院で拾い上げた母親の個別のニーズを地域に繋ぎながら，個々に応じた支援をお願いしている．

家庭環境の複雑なケースも増えており，要保護児童対策地域協議会を市町村の児童家庭課や沖縄県児童相談所を交えて，当院で行う場合もある．また，里帰り妊産婦も多いため，県外のお住まいの地域へ支援依頼をし，転居される場合は地域間で情報を引き継いでいただけるように個別依頼を行うなど，綿密な支援プランに基づいた地域支援依頼を積極的に取り組んでいる．また，産後に明らかなメンタル不調があった場合は，連携可能な精神科に速やかに繋がるようにコンサルトするケースも増えてきている．その場合も，地区担当保健師と情報を共有し，必要な支援や訪問が受けられるように配慮している．このような動きが関係各署と速やかに行えるように年に 2 回，近隣市町村保健師と合同で，情報交換目的の会議を当院で行い，連携の統一を築けるよう心がけている．

当院は産科・小児科・地域と連携しながら，妊産婦メンタルヘルスに限らず，地域全体の子育て支援を目標に取り組んでいる．一見問題なさそうに見える妊産婦であっても，より丁寧な関わりや支援を行うことで，育児に対する安心感や自信を育み，良好な親子関係を築くことが可能と考えている．母親やそれをとりまく家族が安心して妊娠，出産，育児ができるように，それぞれがつながって切れない網の目のような支援を継続しあうことが，妊婦のメンタルヘルスの安定に繋がり，虐待防止の観点からも有用と考え実践している．

3. 長野県（須坂市・長野市）の取り組み

《 須坂市の取り組み ～早期の介入により地域全体の産婦のメンタルヘルスが向上～ 》

(1) 須坂市の取り組みの背景

周産期のメンタルヘルスケアを多職種でどのように連携し行うかについては，国際的な治療ガイドラインである英国国立医療技術評価機構（National Institute for Health and Care Excellence: NICE）でも有効性のエビデンスのあるトライアル開発が課題であると述べられており[1)]，世界の母子保健において研究開発が望まれている領域である．平成 26 年より，厚生労働科学研究費補助金研究事業（以下，厚労科研という）「うつ病の妊産褥婦に対する医療・保健・福祉の連携・協働による支援体制（周産期 G-P ネット）構築の推進に関する研究」（研究代表者　立花良之）の研究班と須坂市の母子保健事業の協働により[2)]，こころの不調のある妊産婦への対応についての地域での多職種連携のネットワークによる支援体制の整備と有効な地域母子保健システムのエビデンスの創出を目指した．

(2) 須坂市の取り組みの概要

須坂市の地域介入プログラムの特徴は 3 つある図1．

1）妊娠届出時の全妊婦への面接による関係性構築と心理社会的アセスメント

妊娠届け出時にすべての妊婦に対して母子保健コーディネーターが面接を行って母親との関係性を構築し，また，心理社会的リスクをアセスメントする．

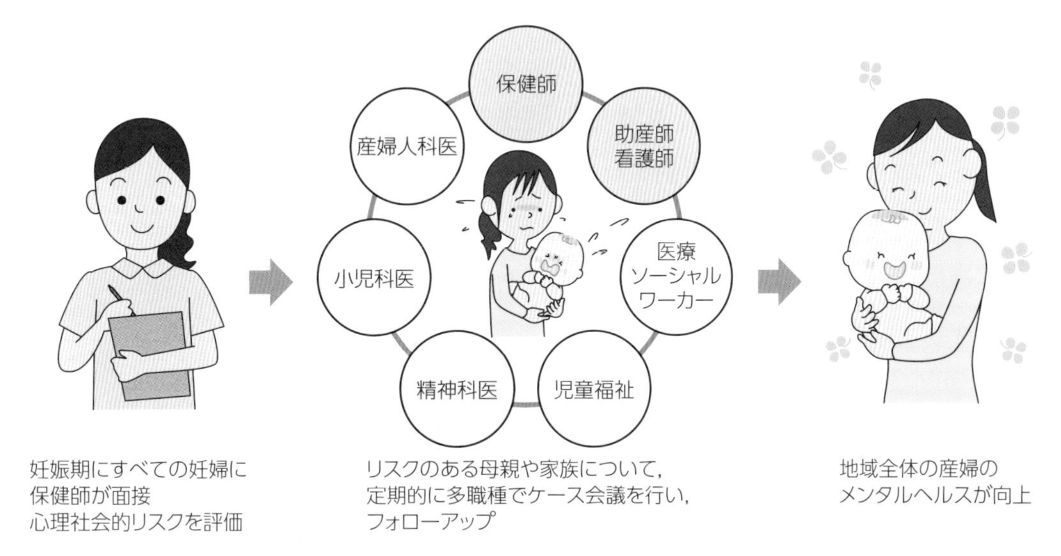

図 1　須坂市の取り組みの概要

2）多職種間で心理社会的リスクのある親子への対応の仕方を共有

心理社会的リスクのある親子への対応の仕方について，多職種連携のためのクリニカルパスを作成して地域の母子保健関係者間で共有し，スムーズな多職種連携を行う．

3）多職種連携会議の定期開催

妊娠期面接などで心理社会的リスクありと判断された親子については，長野県立須坂病院（現 長野県立信州医療センター）で地域母子保健に携わる医療・保健・福祉の関係者が一堂に会し，定期的にケース検討会議を行い，「顔の見える連携」を構築する．ケアプランを作成して共有し多職種でフォローアップする．

以下にその詳細について述べる．

1）妊娠届出時の全妊婦への面接による関係性構築と心理社会的アセスメント

周産期にはポピュレーションアプローチとして，母子保健がすべての妊産婦に関われるタイムポイントがいくつかある．妊娠届出時はその一つである．須坂モデルではそのタイムポイントを活用する．保健師が妊娠届を出したすべての妊婦を対象に面接を行うことで，妊娠の初期から母親は地域保健師と関係性を構築できる．その際に，心理社会的リスクアセスメントの質問票とエジンバラ産後うつ病質問票を回答してもらい，その結果をもとに面接する．

2）多職種間で心理社会的リスクのある親子への対応の仕方を共有

母子保健は，保健師・産科医・助産師・看護師・小児科医をはじめとして多くの職種が親子にかかわる．職種や機関が違うと，連携が難しいことが多い．以前東京都の世田谷区の母子保健関係者を対象に行ったアンケートでは，「どのような状況で，どのようなタイミングで精神科につなげばよいかよくわからない」というような声が多く聞かれた[3)]．そのような問題は多くの地域でも同様に生じており，須坂市においても課題であった．そこで，どのような場合に・どのタイミングで・どの職種と連携して対応すべきかについて，多職種で共有して連携をスムーズにするために，クリニカルパスを作成し母子保健関係者間で共有した（p108; 図 1，p109; 図 2）[4)]．また，対応の仕方についてのマニュアル[5)]を作成した．

3）多職種連携会議の定期開催

妊娠期面接で「心理社会的リスクあり」と判断された場合は，多職種のケース検討会議でフォローアップされる．地域の中核病院である長野県立須坂病院（現長野県立信州医療センター）において，須坂市・高山村・小布施町の保健師と，助産師・看護師・産

JCOPY 498-16022

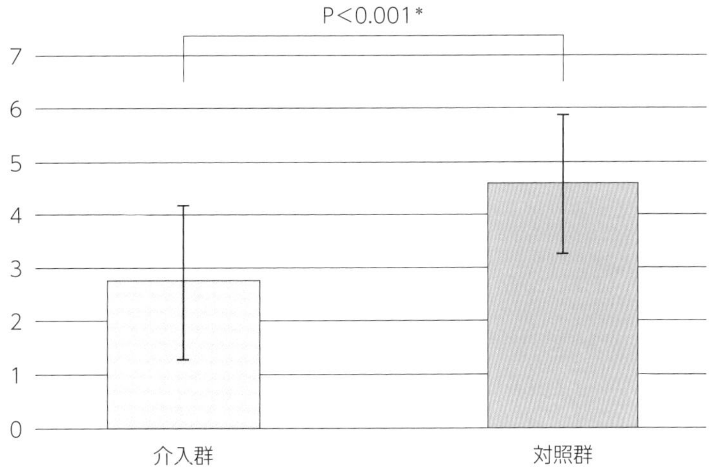

図2　産後4か月でのエジンバラ産後うつ病質問票の点数が統計的に有意に低下: 地域全体の産婦のメンタルヘルスが向上

科医・小児科医・精神科医・医療ソーシャルワーカーなどによる多職種のケース検討会議を，1～2か月に1回行い，ケースマネージメントを行ってフォローアップする．妊娠期面接で心理社会的リスクがありと判断された妊婦は，ケース検討会議にて，保健師が同センターの産科・小児科スタッフに報告する．産科スタッフは妊娠中・産後の健診・入院中のケアの中で，親子の心理社会的状況について多くの情報を得ており，その情報を関係者と共有する．また，精神医学的見立て，対応の仕方，今後の見通しなどについては，精神科医がアドバイスする．小児科医が妊娠期からケースに関わることにより，出生後の親子の育児のサポートがスムーズになり，医療面においての「切れ目のない支援」が可能になる．このように，地域の母子保健関係者が，それぞれの強みを生かして，親子のケアプランを立てていく会議となっている．

(3) 須坂市の取り組みのエビデンスからわかったこと

この須坂市の取り組みにより，須坂市の地域全体の産後の母親のメンタルヘルスが向上し，心理社会的リスクで「気になる」親子のフォローアップ件数が著増する効果が実証された[4,6]．

図2 のように，産後4か月での EPDS 合計点数が統計的に有意に低下し，須坂市の取り組みが地域全体の産後の母親のメンタルヘルスを向上させることが明らかとなった．また，図3 のように，心理社会的リスクの観点から「気になる親子」として多職種でサポートする親子のケース数が著増し，地域の母子保健サービスを濃密にする効果が示唆された．さらに，図4 のように，新生児訪問を実施できた家庭の割合・両親学級への参加者の

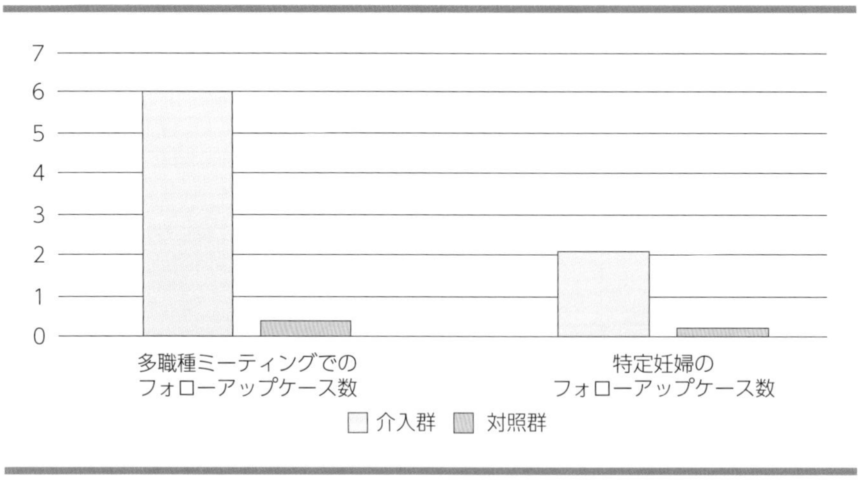

図3　多職種でサポートする「気になる親子」のケース数の著増

割合・保健センターでの子育て相談利用率・産後ケアの利用率・妊娠期に保健師相談を受けている妊産婦の割合・子育ての悩みについての電話相談利用率がいずれも向上した．これらから，須坂市の取り組みが親子と保健センターとのつながりをより深くし母子保健サービスの受療率を向上する効果があることが示された．妊娠届け出時にすべての妊婦に対し母子保健コーディネーター（須坂市では保健師）が面接を行うことにより，保健師と母親との間に関係性が構築され，それにより，母親がその後なにか困ったことがあったときなどに保健センターにアクセスしやすくなり，その後の親子のサポートに良い影響を及ぼしていると考えられる．

須坂市の取り組みでは，母子保健関係者がすべての妊婦に対して介入を行えるタイミングの一つである妊娠届け出時を有効活用している．妊娠期からの切れ目のない支援において，周産期特有のポピュレーションアプローチのタイミングを有効活用することは有益であると考えられる．

この取り組みでは，親子の心理社会的リスクへの対応のフローチャートを関係者間で共有し，親子をサポートした．これにより，母子保健の関係職種の間で緊急度，育児/家庭環境・児の安全性確保に留意した対応が可能になり，連携がスムーズになったと考えられる．

須坂市の母子保健システムのように関係者が一堂に会してケース検討をすることにより，地域の顔の見える連携体制がスムーズになっている．このように，母子保健関係者の「顔の見える連携」体制を推進するような定期会合が地域の母子保健システムの中に組み込まれるとよいと考えられる．

1）National Collaborating Centre for Mental Health. National Institute for Health and Clinical Excellence: Guidance. In: Antenatal and Postnatal Mental Health: Clinical Management and Service Guidance:

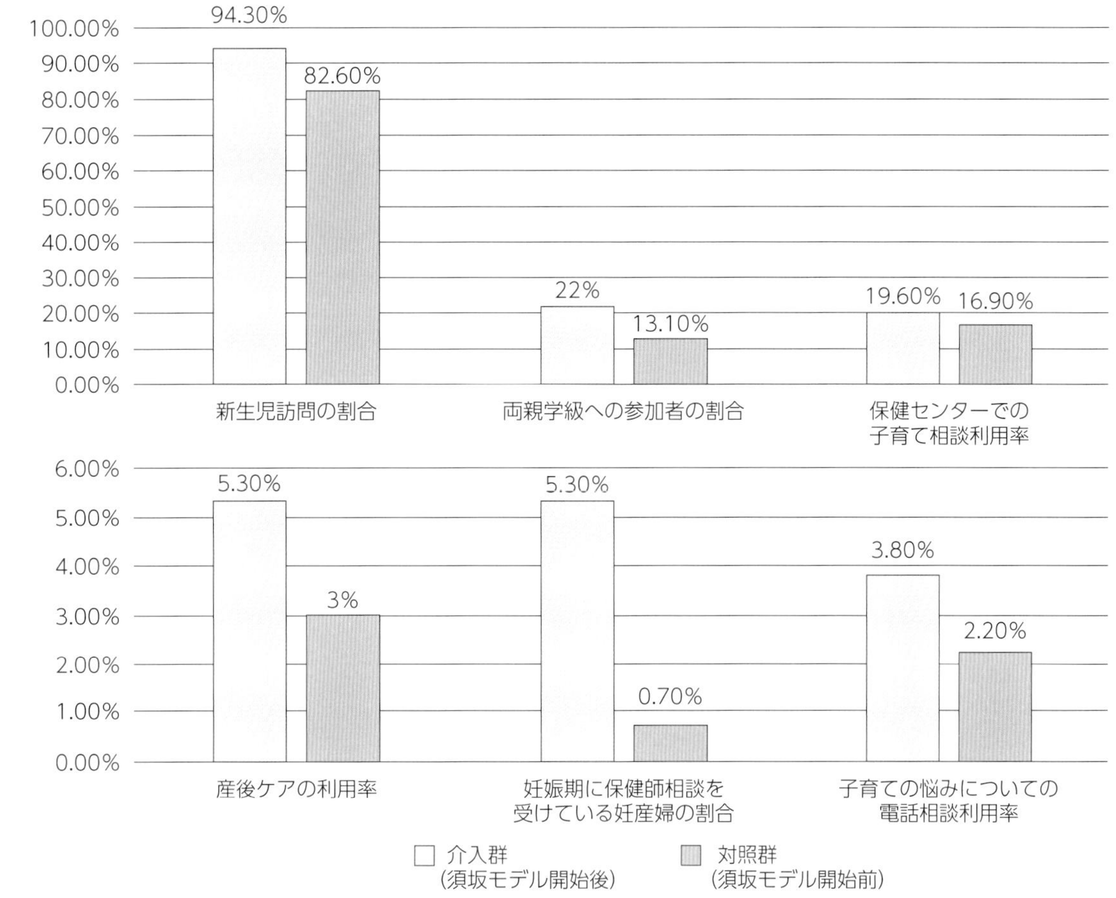

図 4　母子と保健センターとのつながりをより深くし母子保健サービスの受療率を向上

Updated edition. edn. Leicester（UK）: British Psychological Society. 2014.

2）立花良之，小泉典章，竹原健二，久保隆彦，森臨太郎: うつ病の妊産褥婦に対する医療・保健・福祉の連携・協働による支援体制（周産期 G-P ネット）整備についての研究．平成 25～27 年度厚生労働科学研究費補助金障害者対策総合研究事業（精神障害分野）「うつ病の妊産褥婦に対する医療・保健・福祉の連携・協働による支援体制（周産期 G-P ネット）整備についての研究」総合研究報告書．2016.

3）立花良之，竹原健二，久保隆彦，小泉典章，森臨太郎: うつ病の妊産褥婦に対する医療・保健・福祉の連携・協働による支援体制（周産期 G-P ネット）構築の推進に関する研究．平成 25 年度厚生労働科学研究費補助金（障害者対策総合研究事業）総括・分担研究報告書．2013; 7: 94-97.

4）Tachibana Y, Koizumi N, Akanuma C, Tarui H, Ishii E, Hoshina T, Suzuki A, Asano A, Sekino S, Ito H. Integrated mental health care in a multidisciplinary maternal and child health service in the community: the findings from the Suzaka trial. BMC pregnancy and childbirth. 2019; 19（1）: 58.

5）立花良之: 母親のメンタルヘルスサポートハンドブック 気づいて・つないで・支える多職種地域連携．医歯薬出版株式会社．2016.

6）立花良之: 続母親のメンタルヘルスサポートハンドブック 産婦自殺・母子心中をなくすための対応ガイド．医歯薬出版株式会社．2021.

〈 長野市の取り組み ～自殺念慮への対応の強化～ 〉

(1) 長野市の取り組みの背景

国立成育医療研究センターが人口動態統計を分析した研究によると，2015～2016 年の妊産婦の自殺は 102 名で，周産期死亡の原因の 1 位が自殺であることが明らかになっている．身体的な原因による死亡（74 名）よりもはるかに多くの妊産婦が自殺で死亡していて，妊産婦の自殺予防対策は喫緊の課題と言える．妊婦の自殺は胎児の死亡にもつながり，また，産褥婦の自殺では子どもとの心中の事例も少なくなく，周産期のみならず児童虐待予防の観点からも周産期の自殺対策は極めて重要である．周産期の自殺の原因は，産褥精神病・産後うつ病などが多いが，これらは早期に発見され，早期に治療を受ければ一般的に予後の良い疾患である．そのため，現状の妊産婦自殺や母子心中で失われている命は，母子保健における早期発見・早期介入システムを確立することで，その多くを救うことができると考えられる．日本だけでなく，海外においても，有効な妊産婦の自殺予防対策のシステムはなく，有効な地域介入プログラムの確立が望まれている．

(2) 長野市の取り組みの概要

長野市の取り組みでは，須坂市の取り組み内容に加え，自殺念慮のある母親への対応を加えた．EPDS を実施すること自体は他の自治体でも行われているが，長野市の取り組みの特徴として，傾聴・共感を基軸とした妊産婦への関わりの中で，EPDS を実施した際に項目 10 の結果から母親の自殺念慮をアセスメントし自殺念慮を認めた際には TALK の原則（p110 参照）による心理的危機介入を行い，その後，精神科医などをはじめとした多職種で連携して様々な社会資源の積極的な導入を検討しながら，注意深くフォローアップした．

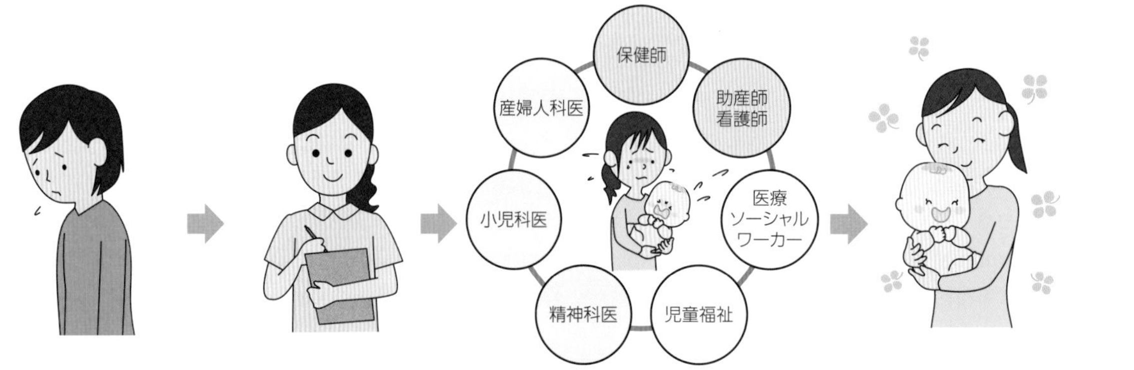

自殺念慮のある母親

保健師が新生児訪問時に
・全ての母親に対し，自殺念慮のアセスメントを行う．
・必要に応じて心理的危機介入を行う．

心理社会的リスクのある親子に対して，多職種で連携してサポートを行う．

地域全体の母親の産後 3～4か月時における
・自殺念慮が改善
・メンタルヘルスが向上
（この効果は，産後 7～8か月時まで持続）

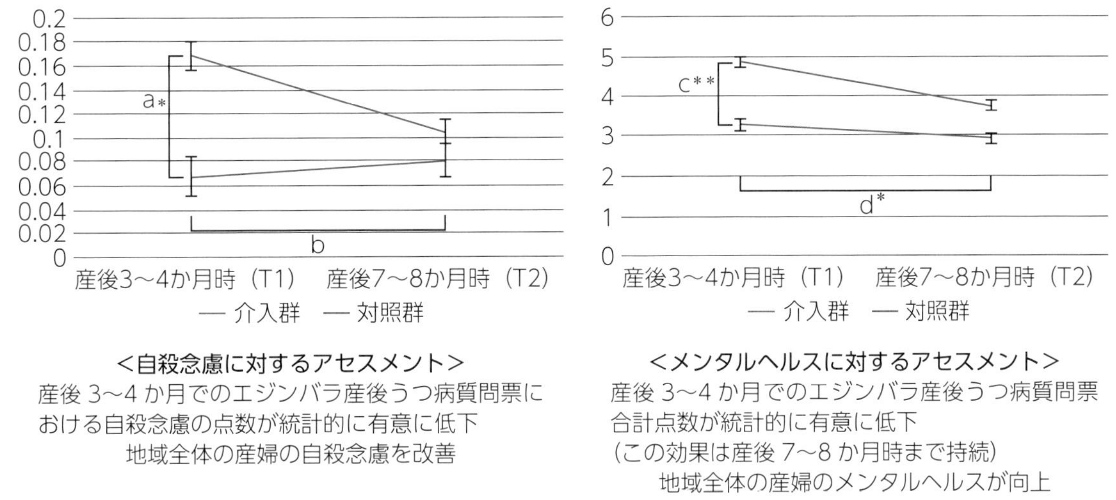

図 1　長野モデルでの産婦の自殺念慮とメンタルヘルスの改善

長野市の取り組みの効果図 1

3～4 か月乳児健診時に EPDS の項目 10 を用いて母親の自殺念慮をアセスメントしたところ，介入群が対照群に比べ統計的に有意に点数が低く（p＝0.014），地域全体の母親の自殺念慮の改善が示され，この長野市の取り組みの産婦自殺防止対策としての有効性が明らかとなった．

また，3～4 か月乳児健診時の EPDS 合計点において，介入群が対照群に比べ統計的に有意に低く（p＜0.001），この長野市の取り組みは地域全体の母親のメンタルヘルスを向上させる効果も示した．7～8 か月児健診時においても，EPDS 合計点は介入群が対照群に比べ統計的に有意に低く（p＝0.049），メンタルヘルスの向上効果は産後 3～4 か月にとどまらず，産後 7～8 か月まで持続することが示された．

産婦自殺や産後の母子心中の多くは，母親のメンタルヘルスの異変を早期発見し，早期に精神科治療を行えば，命を救うことが十分に可能と考えられる．周産期の母子保健において，この長野市の取り組みのような母親に対する心理社会的リスクアセスメントと心理的危機介入・ケースマネージメントの対応が，今後母子保健の領域であたり前に行われることにより，妊産婦自殺や母子心中で亡くなる多くの命を救いうると考えられる．

1）立花良之: 続母親のメンタルヘルスサポートハンドブック 産婦自殺・母子心中をなくすための対応ガイド．医歯薬出版株式会社．2021.

2）Tachibana Y, Koizumi N, Mikami M, Shikada K, Yamashita S, Shimizu M, Machida K, Ito H. An integrated community mental healthcare program to reduce suicidal ideation and improve maternal mental health during the postnatal period: the findings from the Nagano trial. BMC Psychiatry. 2020; 20（1）: 389.

4．東京都（城南地区）の取り組み

〈 定期的な観察研究で多職種連携の効果を検証 〉

妊産婦の心理社会的・身体的負担は大きく，メンタルヘルスの問題が深刻化した場合，子どもの成長発達に重大な影響を及ぼす[1,2]．そのため，特別な配慮の必要な要支援妊産婦を抽出し，地域連携のもとでの心のケアと育児支援が重要であると考え，東京都城南地区（大田区・品川区: 人口約 100 万人; 出生数約 10,000 件）において地域で連携した取り組みを行っている．

(1) 連絡会

東京都城南地区では，2018 年 2 月より産科医療機関と行政を含めた妊産婦にかかわる多職種が定期的に集い，個別事例の対応についての検討，各施設・各職種の活動内容の情報共有，地域の連携の在り方についての意見交換を行う連絡会を開催している．第 1 回は 7 施設が集まってメーリングリストの作成から始まった連絡会だが，約 3 年経過した第 10 回には 17 施設が参加し，参加者も 40 人から 80 人前後まで増加している．医療機関からは，医師（産婦人科・精神科・小児科）・看護師・助産師・心理士・MSW（医療社会福祉士）・医療事務などが，また行政機関からは地区保健センターの責任者や保健師など多職種が参加している．会場は，連絡会施設の講堂や会議室を使用していたが，COVID-19 感染拡大後の第 9 回以降は WEB 会議として，各施設の対応，妊産婦や家族の状況の共有，オンラインでの妊婦保健指導法など，COVID-19 禍での各施設での情報を共有している．この連絡会によって各施設での要支援妊産婦についての相談窓口が明確になり，地域全体で顔の見える連携体制の構築につながっている．

(2) 研修会

日本産婦人科医会の「母と子のメンタルヘルスケア研修会」を 2019 年に 2 回開催し，妊産婦のメンタルヘルスのスクリーニングとケアを行う知識やスキルを勉強した．研修会参加者では周産期メンタルヘルスケアに対する意識が高まることが確認されている．

(3) 観察研究

2018 年 12 月以降，半年ごとに，地域の要支援妊産婦の実態を把握することを目的に調査を行った．医療機関では妊婦健診時，分娩入院時，1 か月健診時の月間の妊産婦数，要支援妊産婦数，またその要支援項目とその対応などを調査した．行政機関では妊娠面接時と 4 か月乳児健診時の月間の母子健康手帳配布数，要支援妊産婦数とその対応などを調

表1　城南地区要支援項目　項目別一覧（一例）

●児に関わる項目	●社会的項目
・多胎	・妊娠に葛藤
・胎児に問題	・被虐待歴
・体外受精妊娠	・DV（パートナー）
・赤ちゃんへの気持ち質問票　3点以上	・年齢19歳以下
	・未入籍
●精神的調査項目	・経済困難
・精神疾患既往	・健診12週以降初診
・精神疾患加療中	・身体的既往
・Whooley 2質問法　　1項目以上陽性	・サポートなし
・EPDS　　9点以上	・家族健康上の問題
	・子供の病気など
EPDS（Edinburgh Postnatal Depression Scale）	・妊婦が外国人
	・ステップファミリー

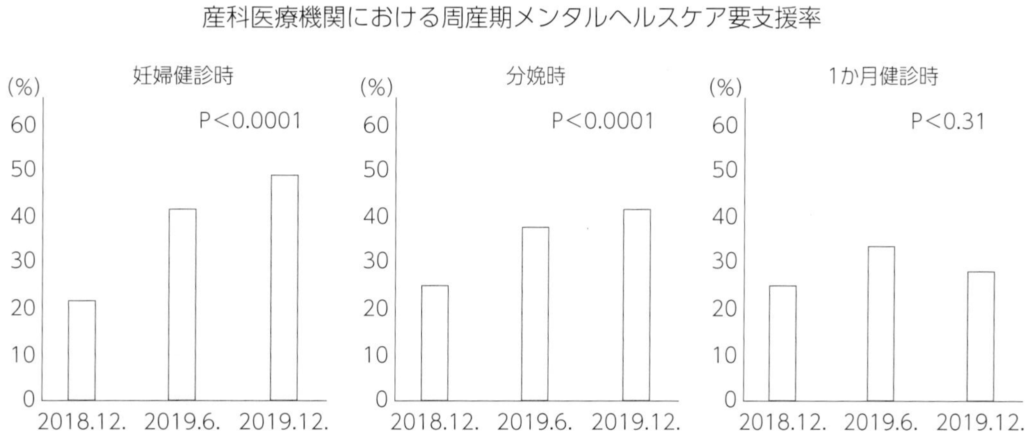

・時期別に3回の月間調査の傾向をCochran-Armitage傾向検定を用い行った．要支援率は要支援者数／各時期の対象人数とした．
・妊婦健診時，分娩時：要支援率は経時的に上昇．1か月健診時：要支援率に変化はなかった．

図1　城南地区観察研究結果

査した．要支援項目は22項目で，特定妊婦に該当する項目に，Edinburgh Postnatal Depression Scale（EPDS）9点以上，赤ちゃんへの気持ち質問票3点以上などを加え，1項目でも該当したものを要支援とした**表1**．また，要支援率は要支援者数/各時期の対象人数とした．

調査の結果，産科医療機関では妊婦健診時・分娩時の要支援率は調査回ごとに上昇していたが，1か月健診時には変化は見られなかった**図1**．要支援者への対応は妊婦健診時には自施設で行うことが多く，分娩時，1か月健診時は児の問題や精神疾患のある産婦の支援が増加することで，行政機関への情報提供の数が増加した．産科医療機関の妊婦健診時，分娩時の要支援率の上昇は，研修会などにスタッフが参加することで，要支援項目に対する意識が高まり，支援者の拾い上げが増加したことが要因と推測される．行政機関では妊娠面接時，4 か月健診時とも要支援率は 3 回の調査で変化を認めなかった．行政機関では 4 か月健診において育児支援が必要な項目に重点を置いて要支援者の抽出が行われており，対応としては，継続的面接や関係機関への情報提供の割合が増加した．

今後は，要支援項目等についての認識を共有し，産科医療機関と行政機関の間で連絡ツールを統一することにより，確実な支援につなげていくことが必要と考えられた．また，4 か月健診以降も母児の健康を見守る機会は重要であり，小児科・精神科などの関係機関との連携を強化していくことが課題と考えられる．今後は，積極的な情報提供と多職種連携の緊密化をさらに強化していくことにより，要支援妊産婦やその家族に対する切れ目のないサポート体制が構築され，充実していくものと期待している．

1）竹田　省: 妊産婦死亡“ゼロ”への挑戦．日産婦誌．2016; 68（9）: 1815-1822.
2）O’Connor TG, Heron J, Golding J, et al. Maternal antenatal anxiety and behavioral/emotional problems in children: a test of a programming hypothesjs. Journal of Child Psychology and Psychiatry. 2003; 4（7）: 1025-1036.

5. 千葉県（柏市）の取り組み

〈 データの蓄積と共有で切れ目ない多職種連携の支援体制充実を図る 〉

(1) 柏市妊娠子育て相談センターの開設

柏市は千葉県の北西部，東葛北部医療圏にある人口約40万人の中核市である．妊娠期から子育て期の母子保健や育児に関するさまざまな悩み，相談支援など切れ目ない支援を実施するワンストップ拠点として「柏市妊娠子育て相談センター（子育て世代包括支援センター）」を市内4箇所に設置している．母子健康手帳交付場所を利便性の高い場所に集約化する事で働く女性の増加に対応，全数面談を実現し，ケアプランの作成とメンタルヘルスのアセスメントを行っている図1．

(2) 妊娠届出時の対応

妊娠届出時の専門職による面談率が50%弱から概ね100%へ増加し図2，その約半数は駅前施設で行われている．母子健康手帳の説明・支援内容の説明に際しては以下の3つの目標を持って対応し，主体的な手帳の活用を提案している図3．

① 妊娠中の健康管理ができる
② 出産の準備ができる
③ 相談先を知ることができる

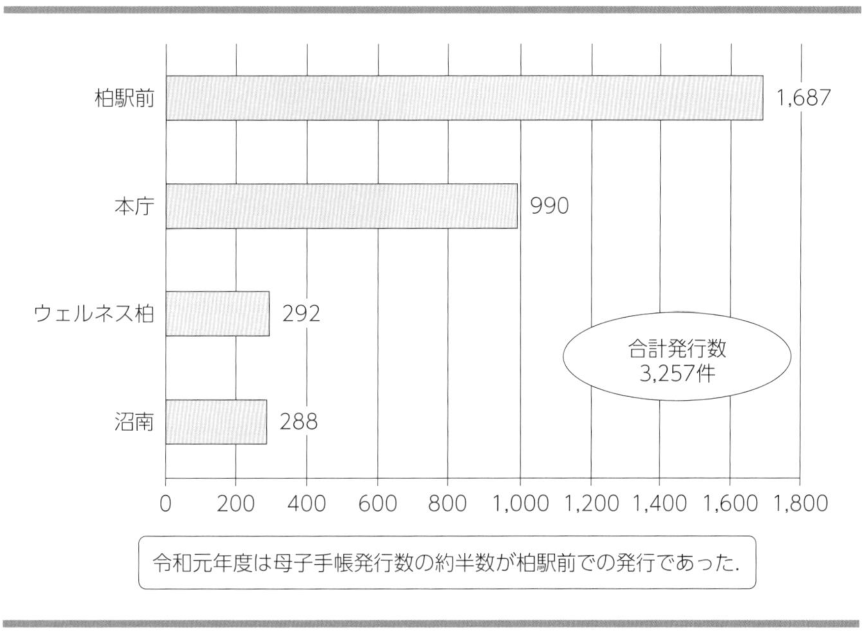

図1　令和元年度母子健康手帳場所別発行数

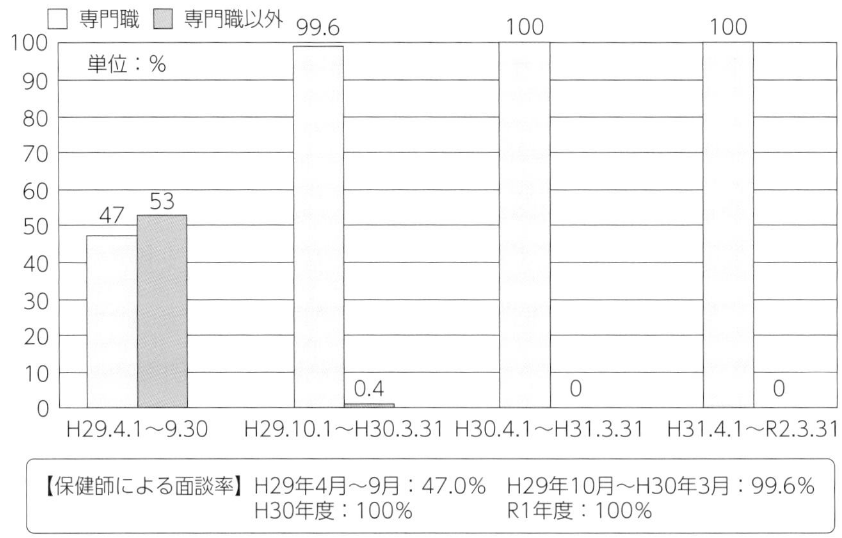

図2　妊娠届出時の専門職による面談率

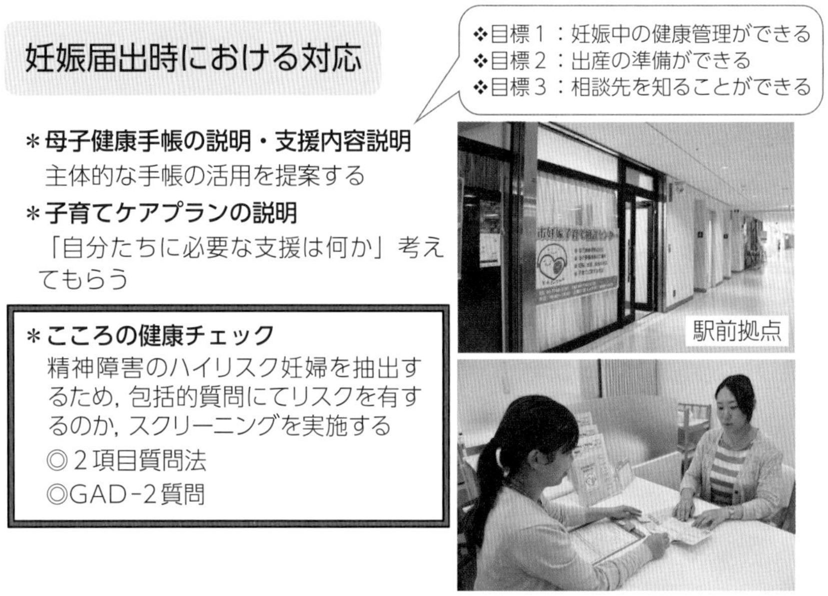

図3　妊娠届出時における対応

子育てケアプランの説明では自分たちに必要な支援は何かを考えてもらうようにしている．心の健康チェックとして，Whooleyの2項目質問法，GAD-2質問法を行っている．

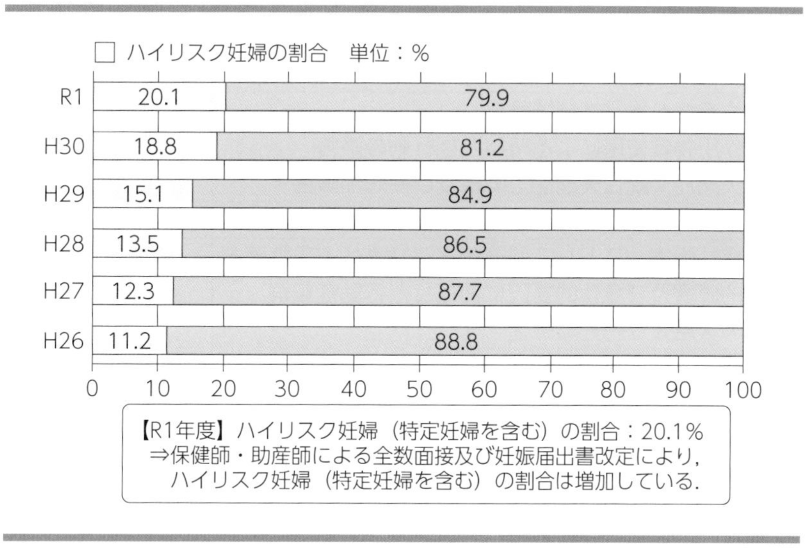

図4　妊娠届出時におけるハイリスク妊婦（特定妊婦を含む）の割合

表1　ハイリスク妊婦（特定妊婦を含む）の経年変化（転入者含む）

単位: 人

	若年妊婦	こころ等	低所得	22週以降	要保護家庭	飛び込み出産等	予期せぬ妊娠 ※1	高齢初産 ※3	不妊治療 ※4	母子家庭	多産婦	多胎	身体的疾患	上の子の支援中	外国人	その他（保健師判断）	合計
H29	48	65	25	11	9	0		94	119	37	6	110	1	22	40	63 ※2	595
H30	34	170	31	10	8	2		87	118	41	10	69	10	28	23	183 ※2	824
R1	44	206	25	14	8	6	21	102	146	31	5	96	1	23	16	188	932

※1 令和元年度より特定妊婦の項目へ変更．令和元年度まではハイリスク妊婦「その他（保健師判断）」に含まれていた．
※2 参考値　※3 届出時 39 歳以上　※4 初産 35 歳以上

多胎: 上記は妊婦延べ人数
【実人数】H29 年度　55 人
H30 年度　35 人
R1 年度　48 人

(3) 特定妊婦を含むハイリスク妊婦の経年変化

保健師・助産師による全数面接によりハイリスク妊婦の割合は増加している 図4．内訳ではこころ等，メンタルに課題を抱える妊婦の割合が最も高く，かつ増加していることが特徴である 表1

(4) 周産期メンタルヘルスの取り組み

産婦人科医療機関（産科医，助産師，看護師，事務職），精神科医，行政の母子保健担当

表 2　ICD10 大分類別延べ人数

大分類		H29 年度	H30 年度	R 元年度
F00～F09	症状性を含む器質性精神障害	1	2	0
F10～F19	精神作用物質使用による精神及び行動の障害	0	0	0
F20～F29	統合失調症，統合失調症型障害及び妄想性障害	6	6	5
F30～F39	気分（感情）障害	17	45	53
F40～F48	神経症性障害，ストレス関連障害及び身体表現性障害	14	53	84
F50～F59	生理的障害及び身体的要因に関連した行動症候群	6	9	28
F60～F69	成人の人格及び行動の障害	0	0	1
F70～F79	知的障害（精神遅滞）	0	0	0
F80～F89	心理的発達の障害	0	4	0
不明・その他		25	56	45
延べ件数		69	175	216

妊娠届出時の面談にて（自己申告）

課，児童福祉担当課職員等による定期的なカンファレンスを開催している．行政側は母子健康手帳交付時の面談で概要を把握していることを先に述べた．医療機関の全てではないが，妊娠初期又は中期問診票で把握した課題を助産師外来や心理士との面談で詳細を聞き取り，原則患者の同意のもと，母子支援連絡票を用いて，支援を必要とする連絡事項を記入のうえ，行政機関に連絡をしている．個別事例については精神科医を交えたカンファレンスを行い，支援の方向性を示してもらうことが，ソーシャルワーカーや精神科を有さない産科医療機関にとって大きな支援となっている．

カンファレンスでは次のような課題が上がっている．精神疾患を抱える妊産婦が増加している．さらに生活困窮や複雑な家庭環境が重なったケースやキーパーソン不在のケースでの対応が難しい．医療圏に重度の精神疾患，入院が必要な精神疾患を抱える妊婦の分娩施設がないため医療機関間の調整が困難である．連携体制の構築，特に精神科との連携が必要である[1,2]．

柏市妊娠子育て相談センターで行った妊娠届出時の面談で妊婦からの自己申告をもとにした 3 年間の ICD10 大分類別延べ人数を表と図に示す表 2，図 5，図 6

(5) 柏市医師会　成育過程支援委員会

行政機関と医師会の連携を強化し，子育て世代包括ケアシステムをより効果的なものとするため，医師会内に成育過程支援委員会を立ち上げた．成育基本法をもとに以下の目的を掲げている．

・柏市妊娠子育て相談センターの設置を受け，妊娠期から成育過程まで，切れ目ない支援を展開するため，関係機関と連携して包括的，継続的な支援体制を整備する．

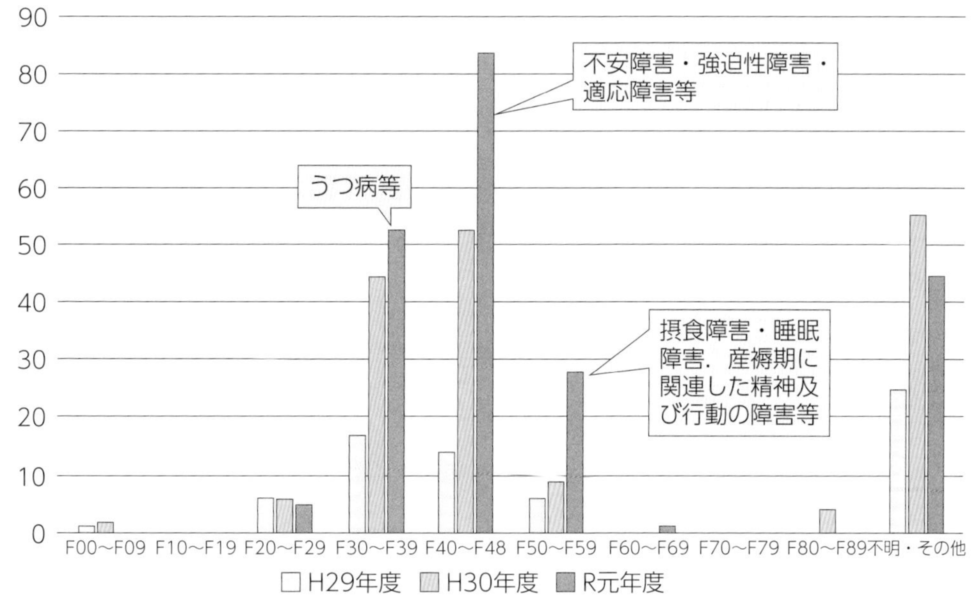

図 5　ICD10 大分類別延べ人数

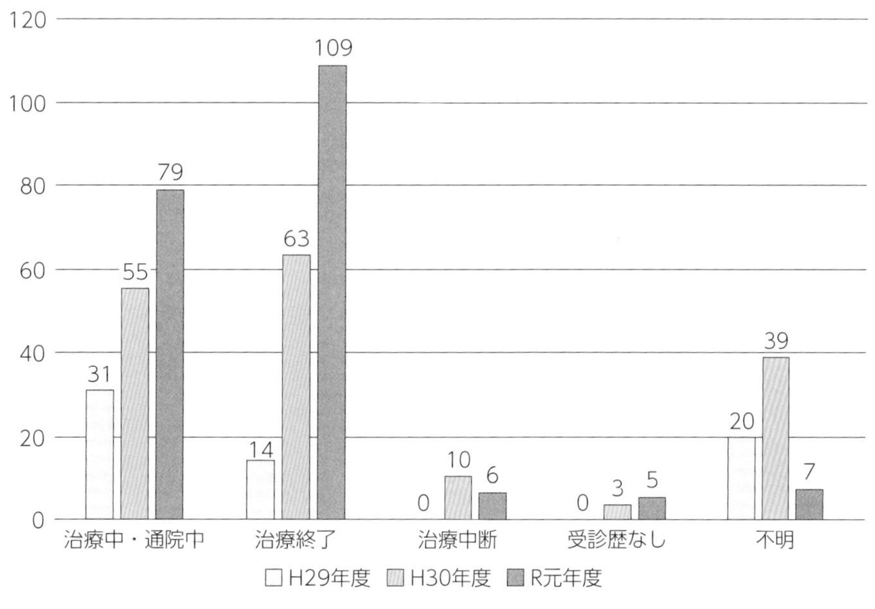

図 6　妊娠届出時の精神疾患治療状況

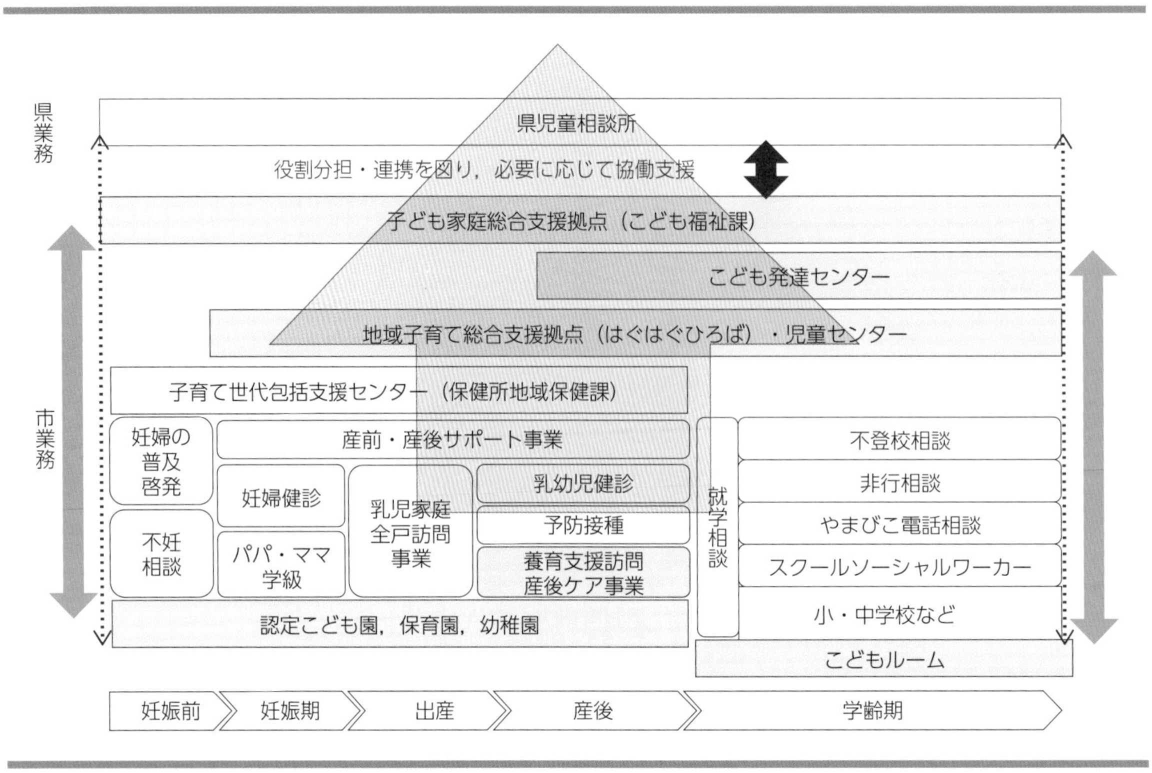

図7　児童に係る支援体制（全体像イメージ）

・妊産婦の孤立，虐待を防ぎ，成育過程にある者の心身の健康のために関係機関との情報共有を促進する．三師会，市内産科医療機関や小児科医療機関，精神科医療機関との連携を強化する．

委員は産婦人科医，精神科医，小児科医，外科医，家庭医などから構成され，共に考えながら顔の見える関係を構築してゆくことを目標としている．関係者間でこころの問題を抱える妊婦の存在，その内訳や医療の受診状況を理解し，連携が必要なことと認識し合意形成をすることが大切な第一歩となると考えている．最後に柏市の妊娠期から学齢期に至る切れ目ない支援の全体像を示す図7．

1）渡邉博幸，榎原雅代: 精神保健と母子保健の連携はなぜ困難なのか？―3つの連携障壁とその解決―．精神科治療学．2017; 32（6）: 719-722．
2）武田直己: 地域の周産期メンタルヘルスケアのために精神科診療所では何ができるか？　精神科治療学．2017; 32: 777-779．

6. 岡山県の取り組み

〈 妊娠中からの切れ目のない支援としての「岡山モデル」〉

(1) 社会的ハイリスク妊産婦の背景

産科で出会う「気になる妊産婦」に対して，妊娠中から専門家が早期にリスクを評価して支援を始めることで，産後うつ，自殺，そして心中，虐待などの深刻な事態を未然に防ぐことができる可能性がある．岡山県においても「飛び込み分娩」や「妊娠中の DV」の調査の中で，いくつかの共通する「気になるリスク因子」が明らかになった．

社会的ハイリスク妊産婦の背景には，このような調査で明らかになった多様な因子が複合的に関与していることがわかる図 1[1〜4)]．①未成年の群，②未婚の群，③多子経産婦の群のそれぞれに特徴的な因子もあるが，経済的問題，パートナーとの関連性の問題，家族機能の低下，地域での孤立など共通した因子も多い．また，自己肯定感の低下，社会規範に無頓着，胎児への愛着形成不全などの特徴も見られる．

(2)「妊娠中からの気になる母子支援」連絡票の運用

岡山県では従来から，医学的リスク（精神疾患を含む）を念頭に「ハイリスク妊産婦連

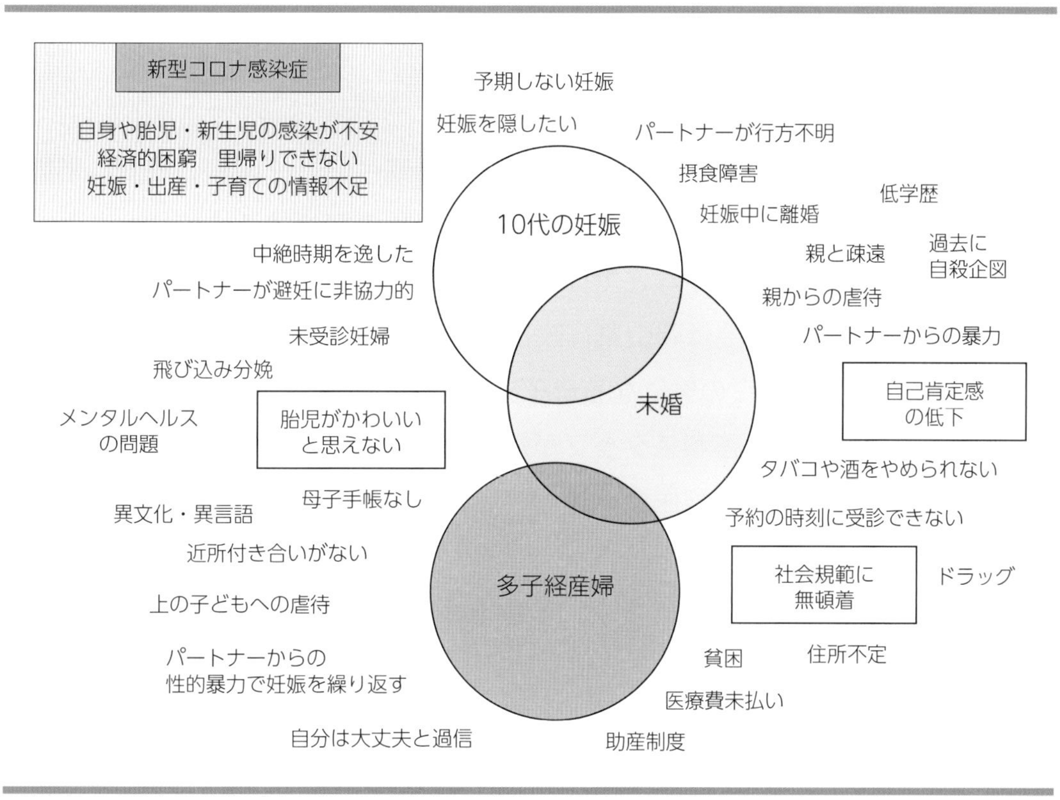

図 1　社会的ハイリスク妊産婦の背景因子

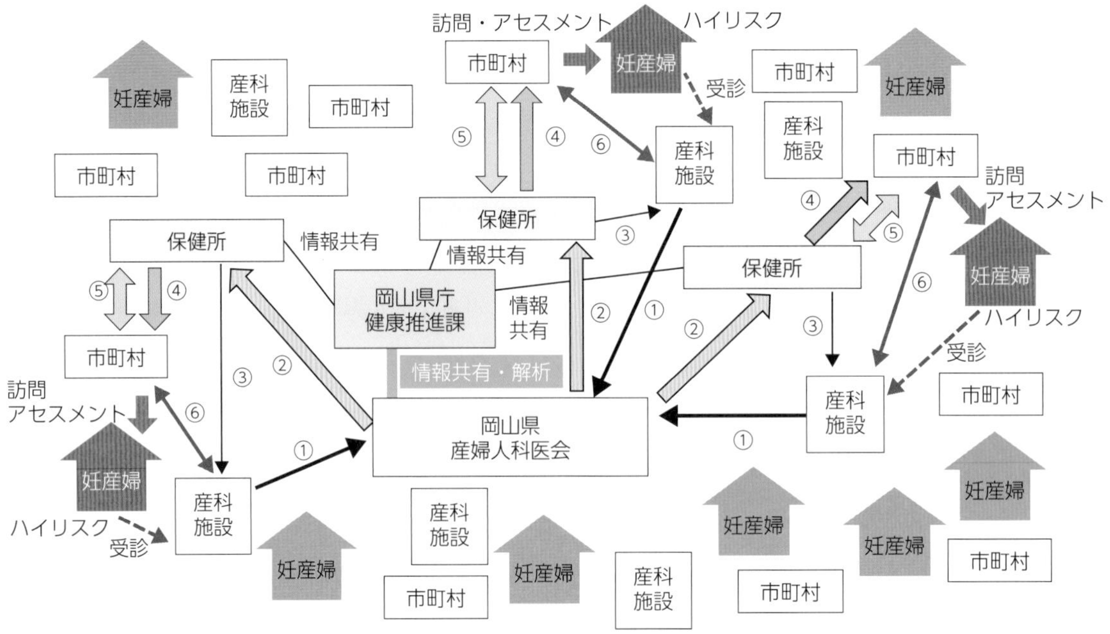

図2　「妊娠中からの気になる母子支援連絡票」運用の流れ
①産科医療施設スタッフは気になる妊産婦の「リスク」を選択し，岡山県産婦人科医会事務局へ FAX 送付
②産婦人科医会事務局は「同意あり」及び「同意なし」のうち「虐待」・「DV」の場合は妊産婦の居住地の保健所に FAX 送付
③保健所は産科医療施設に電話連絡，妊産婦を特定し状況を把握
④保健所は市町村へ妊産婦の情報提供
⑤随時相談・支援
⑥必要に応じて，市町村と医療機関が継続的情報共有

絡票」が運用されていた．この連絡票には，診断名や既往歴，妊産婦の背景など詳細に記入し，各産科のスタッフが妊婦の同意を取り，それぞれの居住する市町村へ送付する必要があった．このため忙しい診療所などでは利用が広がらない状況であった．

2011 年岡山県産婦人科医会は岡山県行政と協力し，社会的ハイリスク妊産婦の連絡システムを構築し，「妊娠中からの気になる母子支援」連絡票の運用を開始した図2[1~4]．連絡のハードルを下げるため，産科スタッフが妊婦ごとに居住地の市町村へ連絡を取らなくてもよいように，すべて産婦人科医会へ送ることとし，連絡票に簡単な事項（個人を特定できる情報は含まない）を記入し，16 項目のリスク因子とその他（自由記述）の中から選んで○をつけFAXで送付するのみとした．連絡票は産婦人科医会が妊婦の居住地区の保健所に送り，保健所が当該産科施設に連絡をとり，リスクを評価，緊急性などを判断した後，市町村を介して保健師が家庭訪問や産科での面接などを行う．「何となく気になる」といった助産師などの産科スタッフの直感をそのまま地域保健スタッフへ伝えることができるようにしたことから，連絡することへの心理的なハードルを下げることにもつながっている．実際，その他の項目への記述率は高く，産科スタッフの気持ちが伝わりやすくなっている．基本的には本人の同意を取ってもらっているが，「虐待」と「妊娠中の DV」の疑いに関しては，本人の同意がない場合も連絡してもらっている．

(3) 岡山モデルでは「連絡システム構築」と「多職種連携への啓発」が両輪

このような「岡山モデル」のシステム運用に先行して，前述の調査を行うとともに，2008 年頃から DV やうつなどの妊産婦用パンフレットを作成し産科施設で配付してもらったり，研修会やシンポジウムなどを開催し「多職種による妊娠中から切れ目のない支援」を啓発したりした．研修会は現在も形を変えながら継続しており，産科スタッフ，保健師，子育て支援拠点スタッフ，精神科スタッフなどがともにグループワークなどを行っている．このため「産科で気になった妊産婦をそのままにせず，早めに保健師等に連絡して，育児困難を未然に防ぐ」という認識が広がり，「未婚」や「10 代」の妊産婦への支援も再認識されることになった．

「妊娠中からの気になる母子支援」連絡票の運用開始により，相乗効果で従来の「ハイリスク妊産婦連絡票」の利用も増加した 図3[5]．これらの妊産婦連絡票による連絡を受け，早期からの支援を開始する例が増加するとともに，全国集計が増加の一途であるのとは異なり，岡山県では児童虐待相談・対応件数の増加が抑制されてきている．行政が行っている各種の施策とともに「岡山モデル」は大きな役割を果たしていると考えられる．

(4) 岡山モデルと「メンタルヘルスの課題」への対応

2011～2018 年の 8 年間で「妊娠中からの気になる母子支援」連絡票により通知のあった約 4,600 件の解析を行うと，その背景因子の中で「精神科的支援が必要」が選択されていたのは 1,090 件であり，「未婚」の 1,318 件に次いで多かった．

各種のリスク因子を持つ妊産婦別に，「精神科的支援が必要」にチェックがあった比率を見てみると「妊婦健診回数が少ない妊婦・飛び込み分娩」の 29.9%，「子どもへの虐待（疑い）」のある妊産婦・母親の 28.8%，「DV 被害妊婦（疑い）」の 26.6%と高率であり，「胎児・新生児への愛着が弱い」妊産婦・母親の 24.5%，「予期しない妊娠」であった妊産婦の 19.5%，「助産制度」を受けている妊産婦の 14.4%を占めていた．このような解析データを得たため，2016 年頃より精神科医会等へ協力を要請し，2018 年 10 月「妊娠中からの気になる母子支援」連絡票にもメンタルヘルスの視点を反映した改訂を行った．現在，協力を得られる精神科医療施設のリスト作りも行い，さらに産科，精神科，行政の連携体制を強めている．

「岡山モデル」では，毎月のデータを集計解析し，産科施設へフィードバックしている．

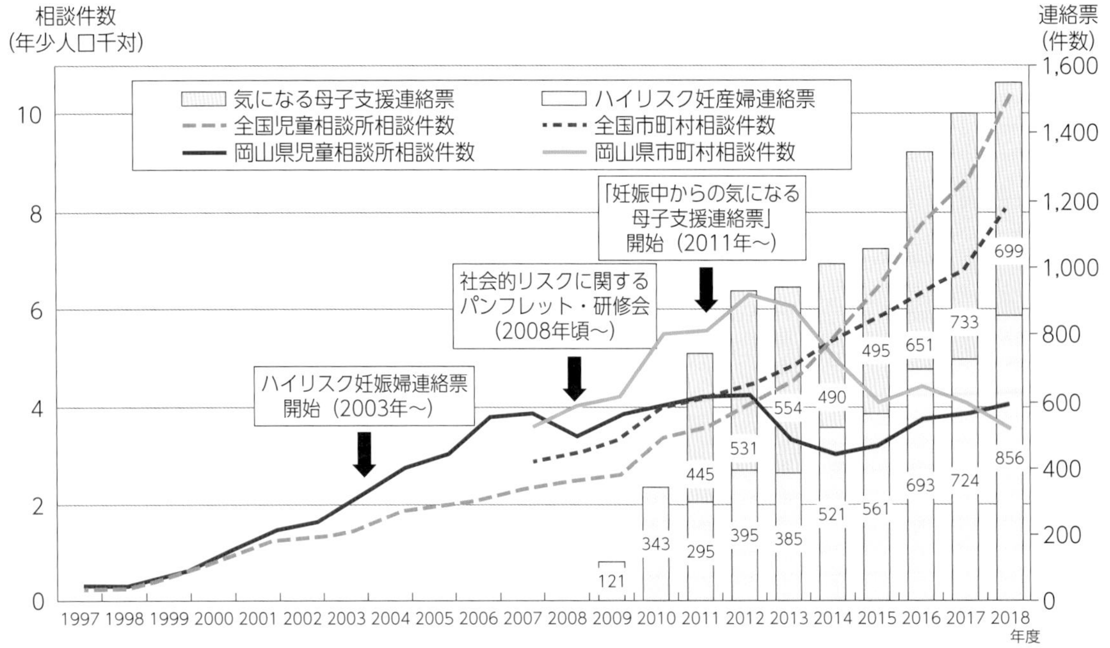

※2011年度の「妊娠中から気になる母子支援連絡票」のデータは，2011年1〜3月送付分を含む
年少人口：0〜14歳

図3　岡山県における連絡票での連絡件数と児童相談所・市町村児童虐待相談件数の推移

このため，各因子を持つ妊産婦の増減の把握が容易であり，行政の施策へ反映することが可能である．2019 年度以降は「精神科的支援が必要」とされる妊産婦の連絡が増加してきており，経過をモニター中である．

新型コロナウイルス感染拡大の中（2020 年 6〜8 月），岡山県の産科施設で実施した妊婦への調査では，うつや不安を持つ妊婦の比率（K6 スコアにより評価）は上昇していると考えられ，統計学的には「感染への不安」「経済的不安」が関与していた図1．また，両親学級などが中止になる中，初産婦については「情報不足に対する不安」も関与していた．「岡山モデル」でも 2020 年の途中から，連絡される妊産婦のリスク因子にも変化が見られている．このような結果をもとに注意喚起を行うとともに，岡山県の相談業務の改善という形で反映させている．

1）中塚幹也: 妊娠中からの対応地域で取り組む虐待への対応ー岡山県ー．周産期医学 44．2014: 73-77．
2）中塚幹也: Ⅰ．ハイリスク妊娠の抽出 6．未受診妊産婦・社会的ハイリスク妊産婦．産婦実際．2016; 65: 1161-1168．
3）中塚幹也: 特集: 医学的・社会的ハイリスク妊婦のケアと管理「医学的・社会的ハイリスク妊婦〜妊娠前から産後まで」．臨床助産ケア．2020; 12: 2-6．

4）中塚幹也: 特集: 胎児期からはじまる予育て支援「子育ては胎児から」. チャイルドヘルス. 2021; 24（3）: 6-9.
5）横溝珠実, 二宮忠矢, 片岡久美恵, 中塚幹也: 妊娠中からの子ども虐待予防: 妊娠中からの気になる母子支援連絡システム（岡山モデル）の8年間の取り組み. 日本公衆衛生雑誌. 2021; 28: 425-432.

V
多職種連携の実際

7．大阪府の取り組み

《 大阪府妊産婦こころの相談センター 》

2016年2月，大阪府事業（妊産婦メンタルケア体制強化事業）として「大阪府妊産婦こころの相談センター（以下「相談センター」)」が開設された．本事業は精神的に不安定な妊産婦やその家族からの個別相談，必要に応じて適切な支援機関（市町村保健センターや福祉部門，医療機関など）への繋ぎ，さらに対象となる妊産婦に関わる医療機関や行政機関等への助言も行っている．本稿では「相談センター」の開設前後の経緯や，「相談センター」の活動内容・実績について紹介する．

(1)「相談センター」開設まで

「妊産婦のメンタルケア体制強化事業」は大阪府の自殺対策強化事業の一つとして開始された．事業開始にあたっての財源は国が2015年に創設した「地域自殺対策強化交付金」である．

事業目的は以下である．

産前・産後は精神的に不安定な時期であり，産後うつは10～20%が罹患するといわれている．メンタルヘルス不調は母児の愛着形成にも影響し，育児困難，児童虐待に繋がりかねないことから，妊産婦のこころの安定を得て，妊娠期から乳幼児育児期までの切れ目ない支援を目指す．また妊産婦の自殺は，家族を含む周囲への影響が著しく大きいため，産前・産後を通して，精神的なサポート体制を構築することで，自殺を防止する必要がある．このため，本事業では，拠点機関（大阪母子医療センター）に大阪府妊産婦こころの相談センターを設置し，専属職員を配置することで，府内の精神的に不安定な妊産婦に対して，ワンストップ窓口として専門的な支援を行う体制を整備する．

都道府県規模で自殺対策として，妊産婦メンタルケアに特化した相談事業は過去に見当たらない．このため病院内の精神科医師や大阪府こころの健康総合センターからサポート・助言を受け，事業を一から立ち上げることとした．

精神的に不安定な妊産婦やその周囲の人々からの電話相談対応を主たる事業と位置づけ，電話相談の主な対象者を事業概念図（図1の丸印）のように想定した．つまり精神疾患合併の妊産婦は既にいずれかの医療機関を受診していることが想定されるため，それ以外の未だ精神科医療機関に繋がっていない人々を対象者とした．その中には精神疾患の方もあれば精神的に不安定な状態の方も含まれる．また精神的に不安定な妊産婦に関わる医療機関や行政機関からの相談も受け付けて助言を行うこととした．

相談内容からいずれかの支援機関に繋ぐことが必要と考えられた場合には，支援機関を

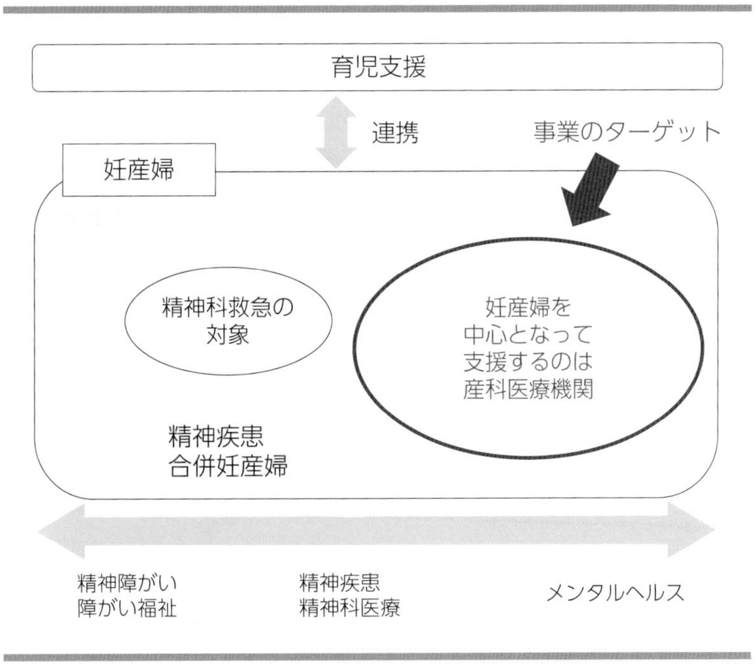

図1　大阪府妊産婦こころの相談センターの担う役割

具体的に紹介したり，相談員から直接支援機関に連絡を行うこととした．支援機関としては地域の母子保健担当者が大きな役割を担うが，精神科医療機関への紹介が必要な場合もあることから，大阪精神科病院協会・大阪精神科診療所協会の協力により精神科医が派遣され，来所による医師面談を行えることになった．これにより対象者の精神状態を直接把握し，精神科医療機関へスムーズに紹介する体制を整えた図2．また急を要する場合には院内の精神科医師や大阪府こころの健康総合センターのサポート，派遣精神科医への電話による対応相談が得られることとなった．

当事業で最も重要な役割を持つ電話相談員は，母子保健と精神保健の双方に通じていることが求められ，人員の確保が大きな問題であった．上にも述べたように当事業の主たる対象者は精神的に不安定な状態の方が多く含まれ，育児支援が大きなウエイトを占めることが想定されるため，最初は母子保健に携わった経験のある保健師を中心に直接声を掛ける形で相談員を確保した．

事業を幅広く周知するために，カード図3やちらし・ポスターを作成した．事業開始直前には大阪府内全産婦人科医療機関と全精神科医療機関，各市町村の母子保健担当・精神保健担当部署へこれらを郵送し，対象者へのカード配布やちらし・ポスターの掲示をお願いした．特にカードは妊産婦に直接働きかけるためのツールであり，携帯しやすい名刺サイズで作成し，医療機関や行政の窓口に設置を依頼したり，母子健康手帳配布時に一緒に配布してもらったりしている．最近では母子健康手帳の間にこのカードを挟んでいる妊婦

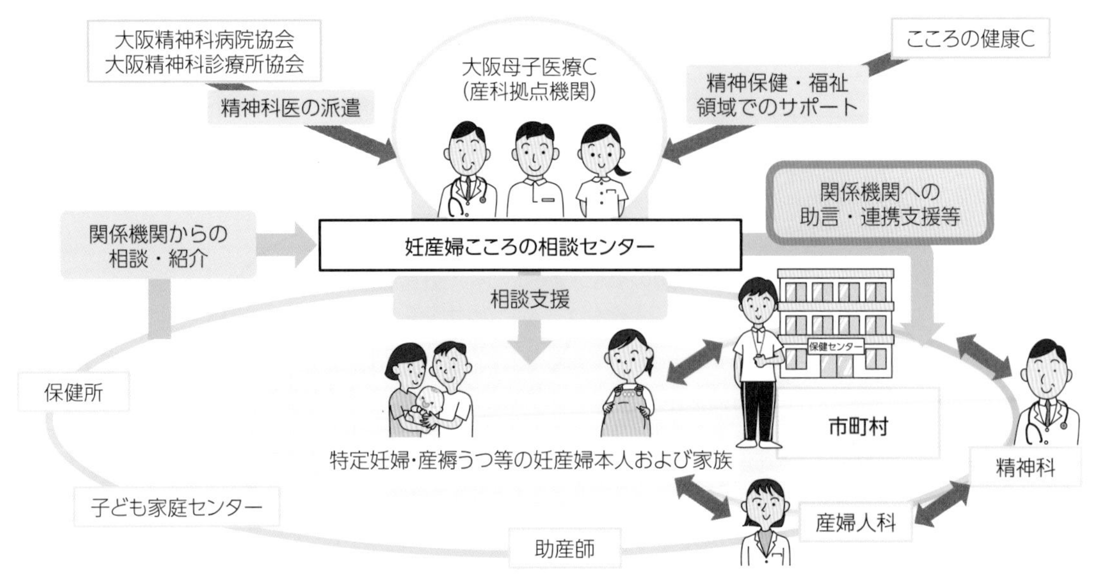

図 2　大阪府こころの相談センターにおける連携

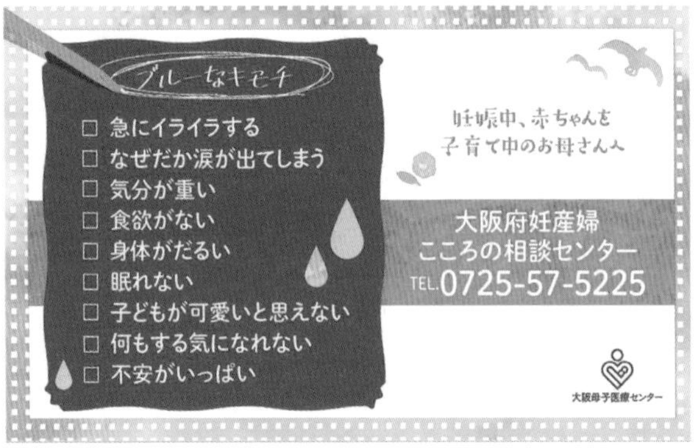

・電話相談「大阪府妊産婦こころの相談センター」

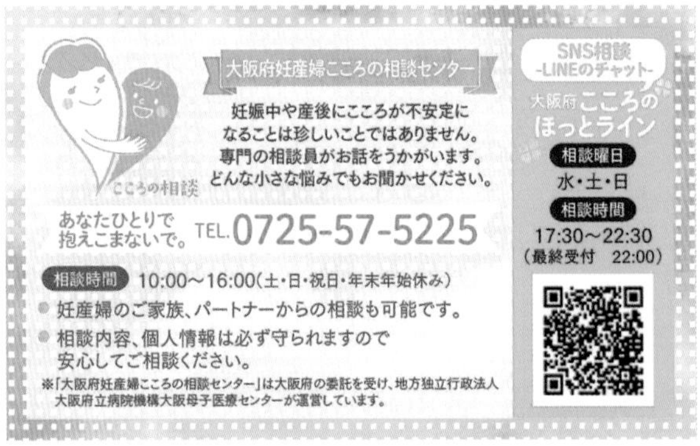

・SNS 相談「大阪府こころのほっとライン」

図 3　事業啓発・案内カード

を見かけるようになった．また相談センターについては事業委託元である大阪府のウェブサイト[1)]にも掲載されている．

事業開始とともに電話相談員が中心となって電話相談マニュアルを作成した．しかし「妊産婦への自殺対策」「居住地付近の関係機関への繋ぎ」といった目的で開始した事業であるが，電話相談が始まってみると想定とは異なる相談内容も多くみられたため，現状に即した相談マニュアルを適宜改訂中である．

2）活動内容

事業開始から 5 年経った現在，相談センターの運営体制は母子保健や精神保健に詳しい保健師，心理士，看護師などの電話相談員 6 名，大阪母子医療

JCOPY 498-16022

センターに勤務する小児精神科医，産婦人科医，派遣精神科医などから成る．

電話相談窓口は平日の 10～16 時，夜間休日の急を要する相談は大阪府の精神科救急ダイヤルを案内している．電話相談内容から医師面談が必要と考えられる対象者には週一回の精神科医師派遣日に合わせて来所してもらい，面談の結果で精神科医療機関への繋ぎが必要と判断されれば具体的に医療機関を紹介している．

電話相談を通して地域関連機関との連携を続けていく中で，相談員が地域関係者の集まりに招かれるようになった．例えば，具体的な症例についての事後の検討会，メンタル不安定な妊産褥婦への関わりに関する勉強会・研修会などである．今後は産婦人科・精神科医師向けの研修会も計画している．

(3) 活動実績

図4 に月毎の相談件数（平成 28 年 2 月～令和 2 年 9 月）を示す．総相談件数は 1,573 件であった．図5 に年度別の相談件数を示す．年々増加しているとは言えるが，微増であり，さらなる周知活動が課題と考えている．図6 に相談者の区分（令和元年）を示す．相談者は，妊産婦本人が 70%，妊産婦の家族が 14%，妊産婦に関わる医療・行政機関が 15%であった．図7 に当センターへの相談経路（令和元年）を示す．相談経路は，インターネットが 159（40%）と最も多く，次いで，産科医療機関 86（22%），市町村 50（12%）であった．相談内容（令和元年）は図8 に示すように精神症状についての相談が最も多く，精神科受診相談・社会背景・身体症状・薬等であるが，希死念慮は 4%に見ら

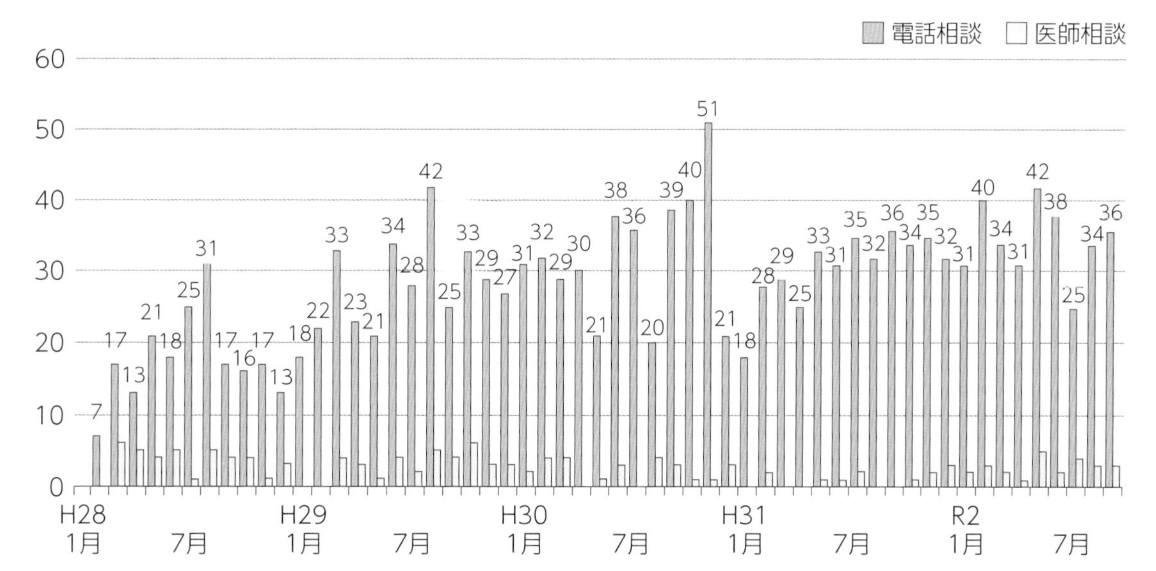

図4 毎月の相談件数

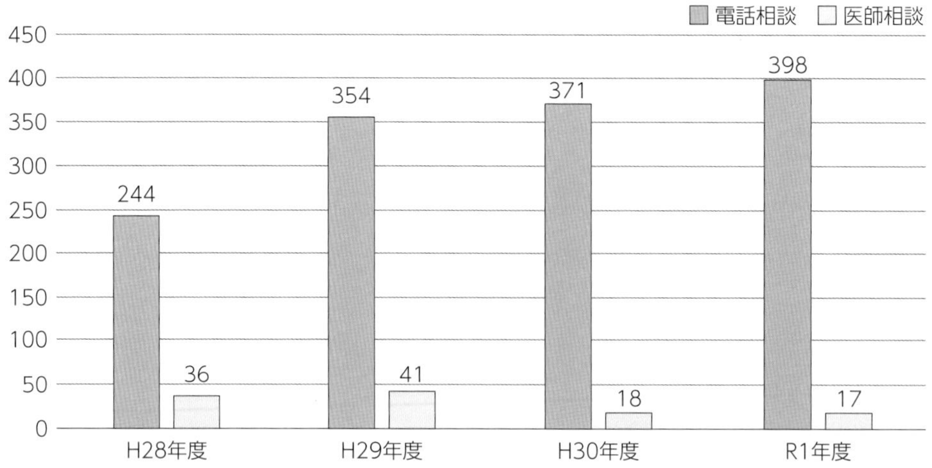

図5　**年度別の相談件数**

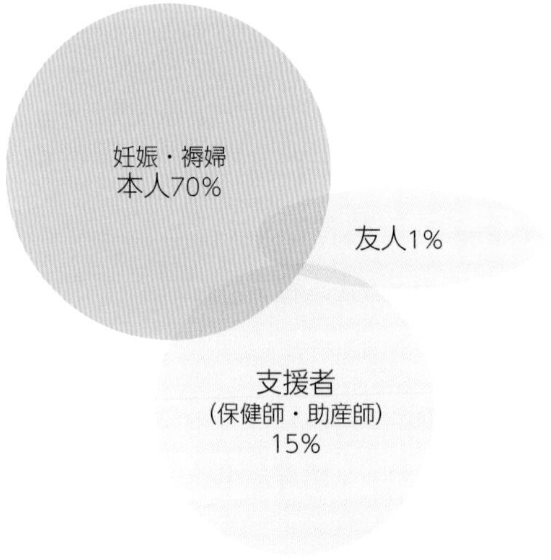

図6　**相談者の区分（令和元年）**

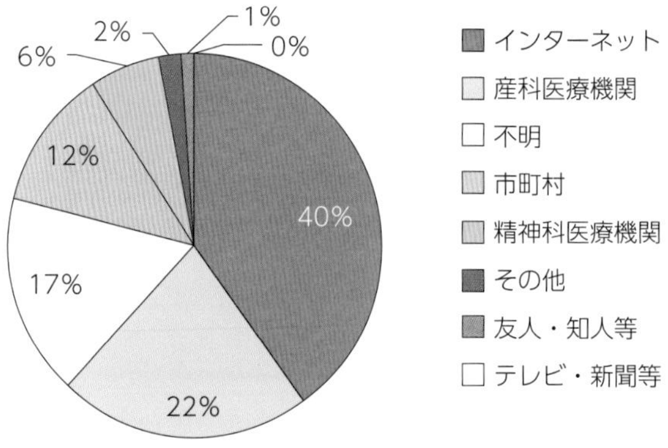

図7　**相談経路（令和元年）**

れる．1回あたりの電話相談時間（令和元年）は30分未満: 292（74%），30〜60分: 93（23%），60分以上: 13（3%）である．相談への対応方法は多くが電話相談で完結しているが，他機関を紹介・連絡する場合図9もある．紹介先（複数回答）図10としては精神科医療機関: 24%，市町村保健センター: 22%，精神科以外の医療機関: 5%，民間支援機関: 4%，その他であった．

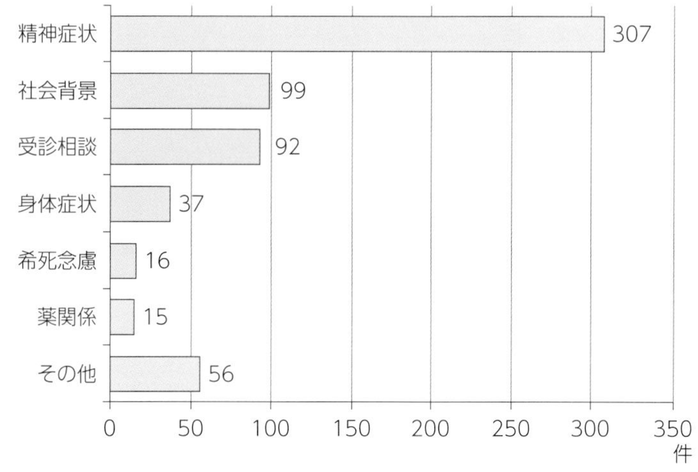

図 8　相談内容（複数回答）

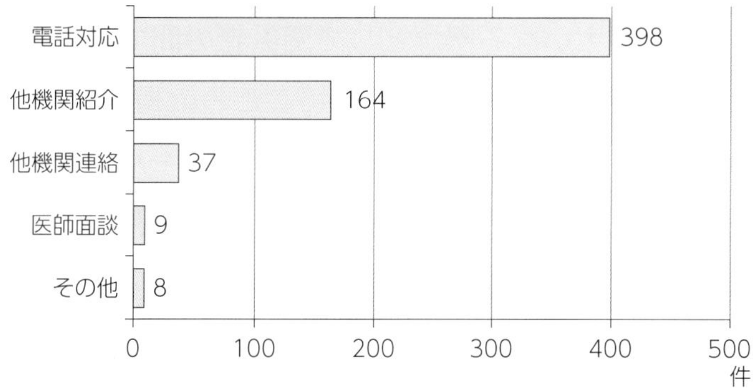

図 9　対応方法（複数回答）

(4) 考察

従来，本邦の妊産婦死亡統計には自殺は含まれていなかった．現在，およそ妊産婦死亡は 85 万分娩/年からわずか 30〜40 名程度まで減少している．しかし，近年正式な統計が取られていないものの妊産婦の自殺が散見されるようになってきた．2016 年 4 月には竹田ら[2)]によって，東京都の妊産婦自殺が 10 年間（およそ 100 万分娩）に 63 名であったと報告された．さらに，子ども虐待による死亡事例等の検証結果等について（第 16 次報告）[3)]から読み取っても，出産後 1 年以内に毎年数名の心中が発生している．母親単独の自殺はこの数倍規模であることは想像に難くない．このようなことから考えて，妊産婦の自殺は従来の年間妊産婦死亡に匹敵する可能性が出てきた．大阪府においても，未受診や飛

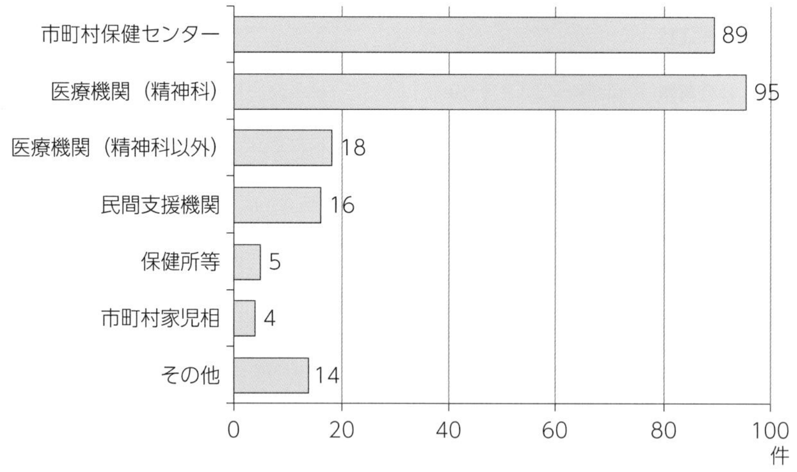

図10　他機関紹介の内訳（複数回答）

び込みによる出産等実態調査報告書さらに児童虐待，特定妊婦等の検証の延長線上で妊産婦のメンタルヘルス，自殺が大いなる懸念として関係者の間で共有された．そこで，大阪府の自殺対策担当部局の事業として『大阪府妊産婦こころの相談センター』が企画された．日々の業務の中心は相談業務であるが，相談員の確保，スキルアップ等の課題が大きい．

支援体制の中でも，特に，精神科医師の団体である大阪精神科病院協会，大阪精神科診療所協会の参画は大きな意味がある．同時に，大阪府こころの健康総合センターの参画も大きな支えとなっている．

妊産婦の方への周知はもちろんであるが，分娩取り扱い機関・自治体担当者への周知も継続的に行う必要がある．相談は必ずしも妊産婦本人でなくともよいわけで，妊産婦の周辺の気づきからの相談も大切である．

当初の目的である「必要に応じて関係機関に繋ぐ」ことが難しい例も少なくない．これは匿名の多さに依るものであるが，匿名だからこそ相談できる気楽さがあるようである．相談員は匿名のままで構わない内容であればそのまま相談を受け，必要に応じて名前や住所地を聞き取るようにしている．

電話回線が限られているため１件に多くの時間は割きにくい．１件の相談あたり概ね30分間を基本としているが，ようやく相談相手を見つけた安堵感からか話が切れない場合も多く，妊産婦の孤立が垣間見える．また流死産後の女性に関する相談もあった．妊娠とメンタルヘルスを考える際に外せない対象者であり，どのように対応していくかは今後の課題である．

当相談センターの対象者は，精神的に不安定な妊産婦と考えている．中には精神医療の導入が必要な方もおり，そういった方は精神科医療機関へ繋げているが，当センターの事業は精神的に不安定な妊産婦を育児支援に繋げることが大きな使命であると考えている．育児支援を通して，妊産婦の自殺や児童虐待の抑制に繋がればとの思いで日々運用している．

ここ近年で，多くの市区町村が産婦健康診査を開始した．これは出産後 2 週間，1 か月でエジンバラ産後うつ病質問票（EPDS）を取り入れた母親の心身の健診事業である．このような，メンタルヘルスのスクリーニングが導入されることは望ましいことではあるが，運用体制整備ができているとは言いがたい．まず，精神科医療との連携が増加することは確かであるが，そのような産婦を精神科医療機関に紹介すべきであるかも明確ではなく，受診（初診）も迅速には行いにくい現状がある．行政も子育て世代包括支援センターは，ほぼ設置されたが，人的配置，支援内容等は明確ではない．多機関・多職種の切れ目ない連携体制の必要性が言われて久しいが，実効性のある体制作りはまだまだである．

このような現状では，当センター事業も課題山積で試行錯誤の日々である．相談員をはじめとする関係者と共に，よりよい成果を出せる事業にするべく努力の毎日である．

妊産婦のメンタルヘルス対策のひとつとして『大阪府妊産婦こころの相談センター』が稼働している．今後も検証作業は必要であるが，妊産婦のこころの安定に有益な事業であると考えている．

1）大阪府: 妊産婦こころの相談センター．
（http: //www.pref.osaka.lg.jp/chikikansen/ninsanpukokoro/index.html）
2）竹田　省: 妊産婦死亡“ゼロ”への挑戦．日産婦誌．2016; 68（9）: 1815-1822.
3）子ども虐待による死亡事例等の検証結果等について　社会保障審議会児童部会児童虐待等要保護事例の検証に関する専門委員会 第 16 次報告．2020.

8. 大分県の取り組み

《 既存の「地域母子保健・育児支援システム」を活用したメンタルヘルスサポート 》

精神的な問題あるいは障害を有する妊産婦については，子育て困難や虐待につながる例が多いことなどから，その支援の必要性が重要視されているが，現状ではその対応に苦慮する例が多い．さらに，全国において，緊急を要する妊産婦の精神疾患合併妊娠や産後うつ病など，精神科医の専門的相談や治療を必要とする妊産婦を，早期に精神科医やメンタルヘルスクリニックへ紹介受診を依頼しても，予約制のため，診察が1～2か月以上先となり早期の対応ができない場合や，妊産婦であることを理由に診療を断られる場合が頻発するなどの事態がみられ，行政の妊産婦支援事業においてもその対応に難渋しているのが現状である．大分県においても同様の状況であり，妊産婦の精神的トラブルに関して即応可能な精神科施設の協力確保をすることが必要で，そのためには精神科施設における妊産婦メンタルヘルス対応のコンセンサスの形成と，行政との円滑な連携システムを構築することが喫緊の課題である．

2020年に改訂された「産婦人科診療ガイドライン産科編2020」では，本領域に関するCQ & Aとして「妊娠中における精神障害ハイリスク妊産婦の抽出法とその対応は？」「産褥精神障害の取り扱いは？」の2項目が掲げられている．そのなかで，妊娠初期からハイリスク妊産婦を見出すことの重要性とともに，妊娠中から産褥期までの行政を含めた対応について述べられており，精神面支援への配慮は妊産婦ケアにおける重要な項目である．このような背景から，大分県における妊産褥婦の精神面支援の現状と問題点について述べる．

(1) 大分県における妊産褥婦メンタルヘルスサポートの位置づけ

大分県においては，平成13年から始まった産科・小児科・行政の連携による子育て支援システム「大分県ペリネイタルビジット事業」，さらに平成20年から始まった「ヘルシースタートおおいた」(妊娠期から出産後の新生児期・乳幼児期等の各ライフステージごとに母子が受けられる医療や母子保健等のサービスを体系的に整理し，医療・保健・福祉・教育の連携による「地域母子保健・育児支援システム」) を通じて，産科施設と行政の母子保健事業との良好な連携を目指しており，このなかで多職種連携を重要かつ本領域における核心的な要解決事項と位置付け，効果的な方策を模索している．具体的には，ハイリスク妊産婦については，毎月1回開催される「ペリネイタルビジット・ヘルシースタート合同専門部会」において，産科・小児科と県内各市町の担当課および県の担当課，さらに精神科や児童相談所が一同に会して，支援における連携の方法を確認している．とくにリスクの高い妊産婦においては，要保護児童対策地域協議会（要対協）のシステムを有効に利用した個別ケース検討会議へと直結させることにより，さらに有効な対策を検討している．しかし，ハイリスク妊産婦のメンタルヘルスケアにおける精神科医療との連携は，産科と行政にとっても現状としてはスムーズにいかないことも多く，今後さらに良好な連携を取ることが課題になっている．

(2) 大分県における妊産褥婦メンタルヘルスサポートの実際

1) 本活動の基本的スタンス

多職種連携およびハイリスク妊産婦の早期発見の２つを主眼として，下記の視点からサポートシステムの構築を目指している．

- 精神疾患を持つ，あるいは精神的リスクを持つ妊婦を早期に発見し，両者を区分したうえで，医療機関・行政・精神科との連携のもとにより安定した状態に保つシステムを構築する．
- リスク早期発見のスクリーニングを行い，行政や精神科等と連携して，地域としての対応システムを構築する．
- リスクの高低にかかわらず，これまで導入してきた産後うつ病のスクリーニング（EPDS）や，各医療機関助産師・保健師による個別相談から吸い上げられるハイリスク事例について，効率的に行政に繋ぐ既存のルートを活用・充実させる．
- 本領域における他職種間情報提供において，唯一の法的根拠となる要対協に，県内すべての産科・小児科・精神科医療機関の登録を促す．
- 要対協における妊産婦対応機能の強化を図る一案として，要対協に‘妊産婦対応部会’を設置し，随時吸い上げられてきたハイリスク妊産婦の検討会（仮称: 要対協個別ケース検討会議）を必要に応じて迅速に開催することの可否を見る．
- 各市町村において，縦割り対応を改善し，ハイリスク妊産婦について効率的な対応を可能とすべく，可能な限り母子保健担当課を妊産婦対応部会あるいは要対協個別ケース検討会議の主担当機関と位置付け，即応体制および連携状況の把握の中心的機関とする．
- ハイリスク妊産婦の定義，特定妊婦の定義との整合性，要対協対応事例を検討し，地域保健師あるいは医療機関助産師等の対応法に方向性を与える図１．

2) 産科医療機関におけるハイリスク妊産褥婦の抽出

各医療機関を受診した妊産褥婦表１に対して，妊娠中および産褥の２つの時期について，おのおのリスク評価の方法と具体的な対処法を提示している．

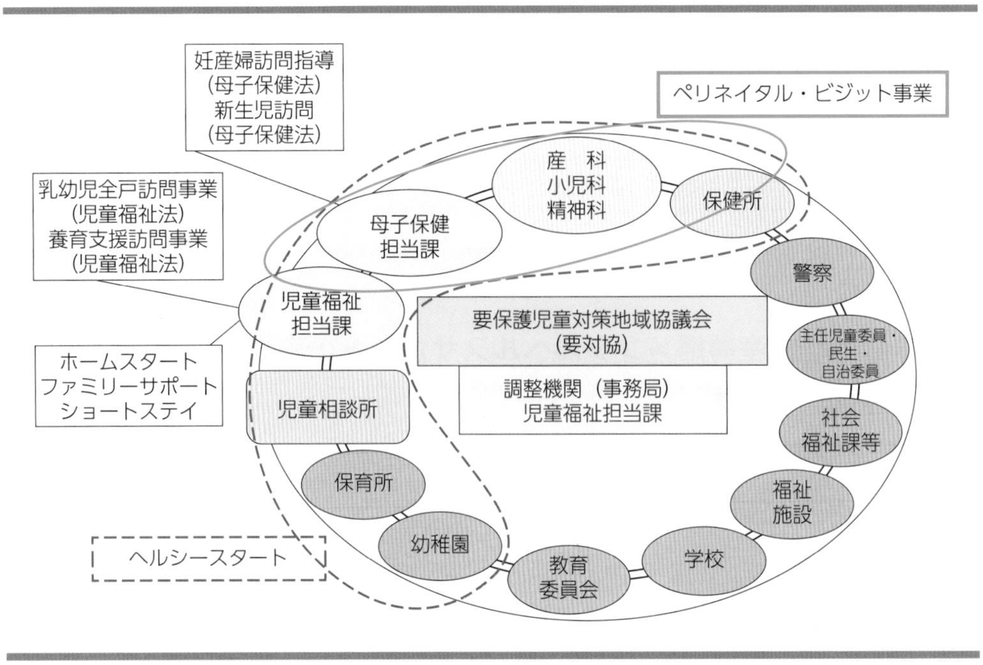

図1　大分県のめざすハイリスク妊産婦対応の連携図

表1　特定妊婦となり得る妊産褥婦（養育支援訪問事業ガイドラインより）

― 若年
― 経済的問題
― 妊娠葛藤
― 母子健康手帳未発行
― 妊娠後期の妊娠届
― 妊婦健康診査未受診等
― 多胎
― 妊婦の心身の不調
― その他（　　）

① 妊娠中の精神障害

a）妊娠中の精神障害のリスク評価の方法

妊婦メンタルヘルスに関する質問表の活用: 2020 年に改訂された「日本産科婦人科学会・日本産婦人科医会診療ガイドライン」において収載されている「妊娠中の精神障害のリスク評価」の内容をベースに，妊婦への質問表を作成・配布し，産科医療機関において，リスク早期発見のスクリーニングを行う 表2.

b）ハイリスク事例に対する具体的対応

- 低リスク群: 地域行政，精神科との連携
- 高リスク群: 精神科施設との直接連携，要対協を介する連携

表 2　妊娠中のメンタルヘルス質問票

①現在，こころの調子はいかがですか？
　よい　　　ふつう　　　よくない（　　　　　　　　　　）
②これまでにカウンセラーや心療内科や精神科等に相談したことがありますか？
　はい（施設名:　　　　　　　　　　）　　いいえ
③現在，カウンセラーや心療内科や精神科等に相談をしていますか？
　はい（施設名:　　　　　　　　　　）　　いいえ
　＊常用しているお薬がありますか？
　ない　　　ある（睡眠薬　安定剤　わからない薬　ほか（　　　　　　　）
④悩んだり心配があるときに，相談する人がいますか？
　はい（主に　　　　　　　　）　　いいえ
⑤過去 1 か月の間に，気分が落ち込んだり，元気がなくなる，あるいは絶望的になって，しばしば悩まされたことがありますか？
　はい　　　いいえ
⑥過去 1 か月の間に，物事をすることに興味あるいは楽しみをほとんどなくして，しばしば悩まされたことがありますか？
　はい　　　いいえ
⑦過去 1 か月の間に，ほとんど毎日緊張感，不安感または神経過敏を感じることがありましたか？
　はい　　　いいえ
⑧過去 1 か月の間に，ほとんど毎日心配することを止めれない，または心配をコントロールできないようなことがありましたか？
　はい　　　いいえ

- すべてのハイリスク例: 各地域母子保健担当課と児童福祉担当課との連携による経時的観察

を骨子とする．

妊娠中の精神障害のリスク評価として質問票によるリスク評価にあたり，最低，妊娠初診時（母子手帳初回健診時）に 1 回，質問票によるチェックを行うこと，質問票の質問項目は，それぞれ①～④は「背景調査」，⑤～⑥は「うつ（状態）」，⑦～⑧は「不安・強迫性障害（状態）」に係る質問内容であることを周知しておく．

c）質問票の結果に基づく具体的対応

精神疾患を持つか，あるいは既往のある妊産婦には，以下の対応を標準的なものとして提示している．はっきりした精神疾患の既往がある，または精神科受診歴がある妊産婦，既往はないものの質問票でリスクが見込まれる妊産婦，およびとくに症候・症状から重度精神障害の疑いがある妊産婦を区分して認識し，各々について対応することが重要である．

- **1～4 の質問に対する結果から，精神的リスクが見込まれる場合** 図 2

①精神科・心療内科受診歴のあるもの
　・産科担当医が精神科担当医と直接連絡を取るとともに，
　・行政の「養育支援訪問事業」「妊産婦の訪問指導」等に繋げる
　　＊行政の窓口は「母子保健担当課」

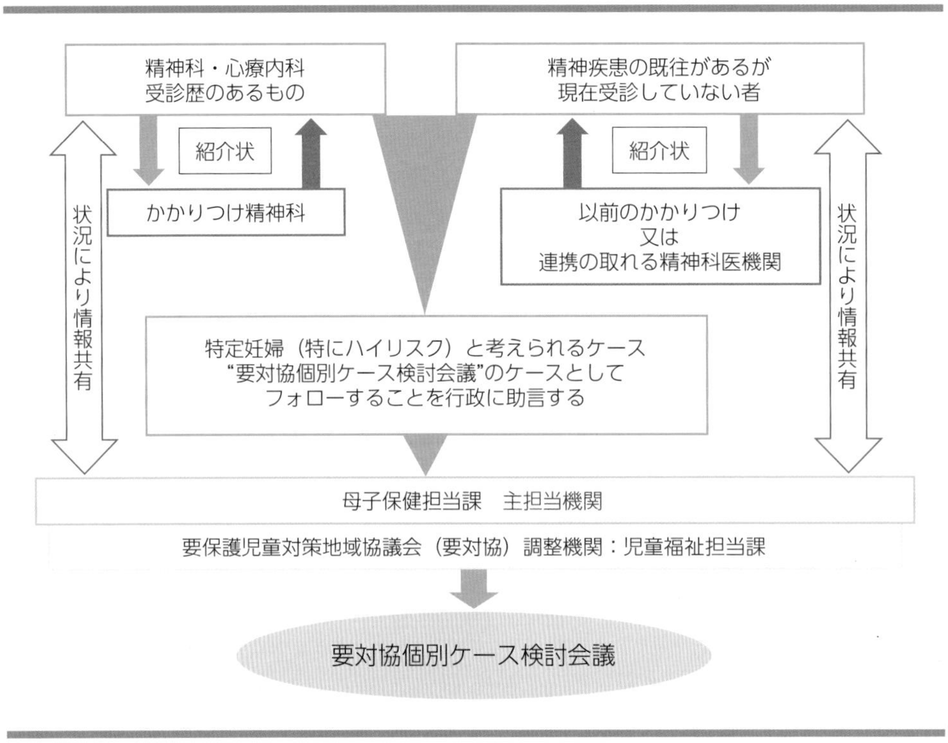

図 2　質問 1～4 でチェックされた事例への対応

②精神疾患の既往があるが，現在受診していないもの

・産科から紹介状を持たせ，精神科医療機関（心療内科）受診を勧奨し，情報の共有を行う

・産科担当医は，とりわけ精神面の変化を意識し，留意しながら健診を行う．

・行政の「養育支援訪問事業」「妊産婦の訪問指導」等に繋げる

＊行政の窓口は「母子保健担当課」

※①②いずれの場合でも，特定妊婦と考えられる事例では，要対協個別ケース検討会議のケースとして，行政と連携してフォローすることを行政側に助言する．

● **5～8 の質問についてリスクが見込まれる場合** 図 3

・産科担当医は精神科医紹介の必要性を検討する．

・行政の「養育支援訪問事業」「妊産婦の訪問指導」等に繋げ，妊娠中からフォローの対象とすることを検討する．

※特定妊婦と考えられる事例では，要対協個別ケース検討会議のケースとして，行政と連携してフォローすることを行政側に助言する．

● **重度精神障害の疑いがあるもの** 図 4

・質問票においてリスクが見込まれ，かつ，家事その他の正常な生活機能が著しく損なわれていると考えられる妊婦（重度精神障害の疑い）では，

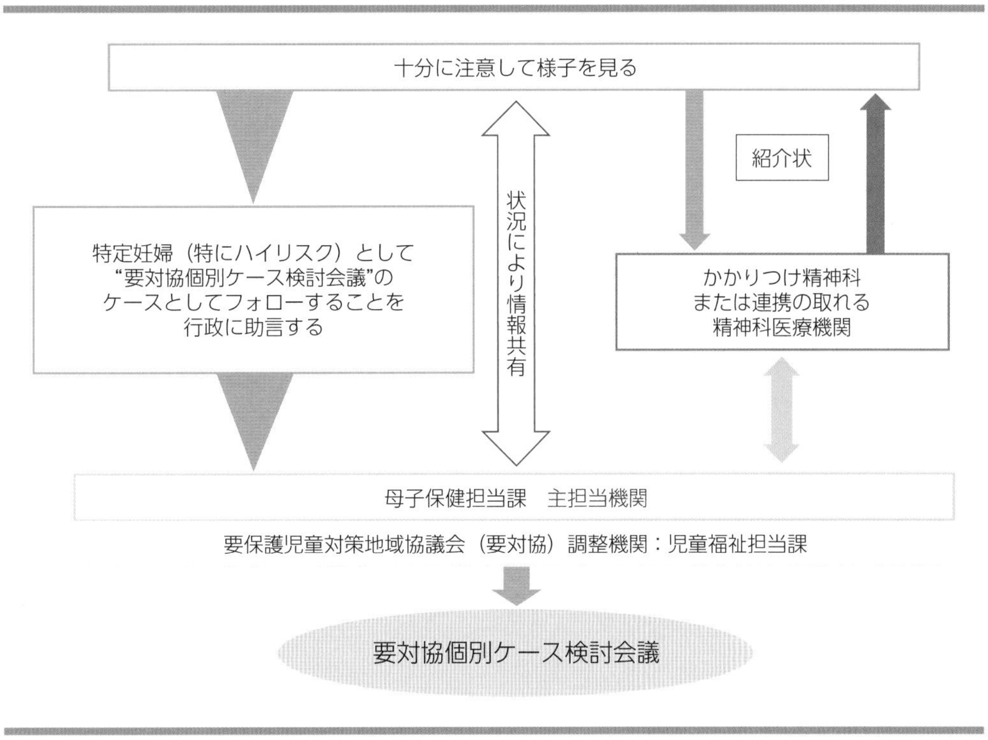

図 3　質問 5〜8 でチェックされた事例への対応

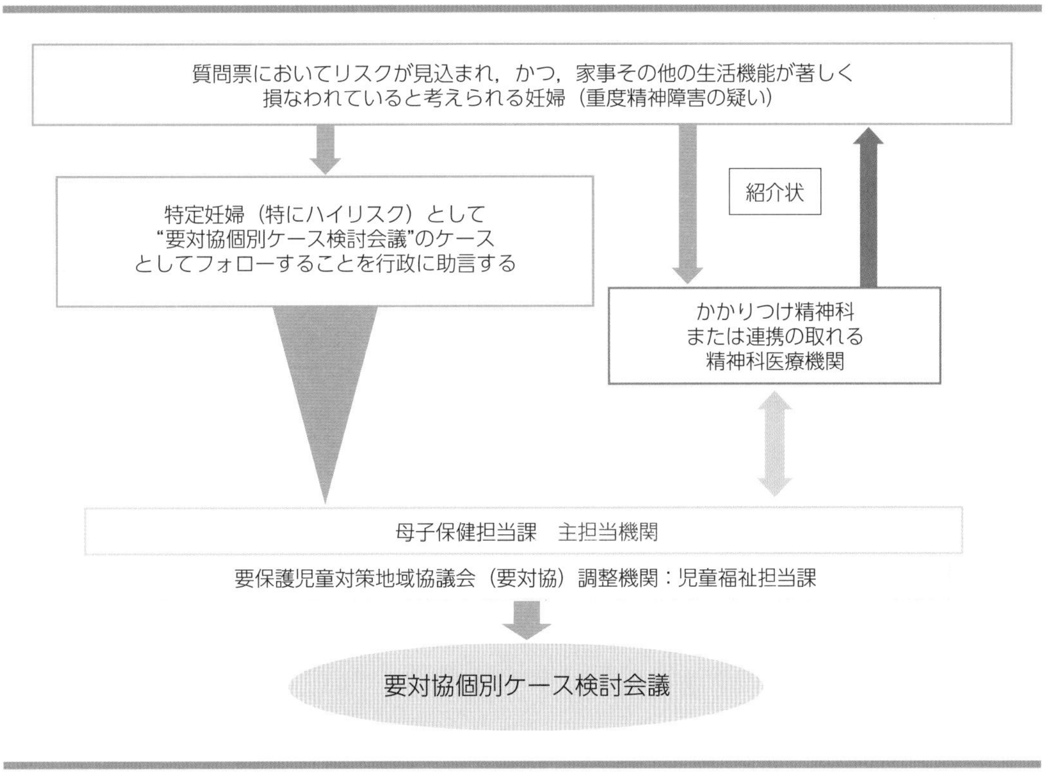

図 4　重度精神障害が疑われる事例への対応

①精神科専門医への紹介を第一に考慮するとともに，
②要対協個別ケース検討会議のケースとして行政と連携しフォローする．
※本人の情報提供に関する承諾が無い場合でも，要対協個別ケースとすることにより，要対協の守秘義務の範囲で情報共有が可能となる．

d）対応結果の集積，検討

対応した事例の集積，検討にあたっては，以下の事を定めている．

・県子育て支援課の業務として，「ペリネイタルビジット・ヘルシースタート合同専門部会」において要対協ケース検討会議，各医療機関（産科・小児科・精神科）および各行政区画の母子保健担当課からの集計ならびに検討結果を討論する．
（月 1 回を目途）
※討論は匿名（要対協外メンバーを含むため）
※ただし，事前に同一事例か否かについては把握し，個別事例の経過がたどれるように準備する．

② 産後のメンタルヘルスチェック

a）産後の精神障害のリスク評価の方法: EPDS を利用し，9 点のカットオフを目安として対応の要否を判断する．ただし，下記の点に留意する．
・EPDS 高得点は，スクリーニング陽性（ハイリスク）の意であり，必ずしも産後うつ病であることを意味しないことを認識する．
・産後うつ病の確定診断は，本領域に関してよく訓練された助産師等のメディカルスタッフあるいは精神科医が行う．

b）ハイリスク事例に対する具体的対応

①保健指導（助産師あるいは保健師）で経過を見る．
（基本は見守る，手放さない）
②患者が同意すれば精神科・心療内科コンサルト．
③喫緊のリスクが見込まれる場合には，精神科施設との直接連携，要対協を介する連携を検討する．（産科医師への報告を含む）
※ EPDS の質問 10（自傷行為企図）が 1～3 点の場合には，産科医への報告，精神科専門医への受診等，即応の必要性について医師の判断をあおぐ．

c）育児支援へ繋げるためのチェックリストの活用

ペリネイタル・ビジット事業における育児支援の要否をメディカルスタッフが判断するツールとして，本県におけるペリネイタルビジット事業推進にあたって，鈴宮，山下，吉田らの育児支援チェックリスト，赤ちゃんへの気持ち質問票を用い，訪問指導，保健指導時に児への情緒的な絆（赤ちゃんへの慈しむ，あたたかい気持ち）の状態を観察・評価する．EPDS と合わせた 3 種類の質問票（大分県版名称: 産褥育児支援 3 点セット）を検討し，母親のメンタルヘルスチェックを行うとともに，将来的な虐待やネグレクトのリスクをみる参考資料とし，継続訪問の要否，医療機関への受診の提案あるいは行政機関を介した地域児童相談所への照会の要否の一助とする．

Ⅵ 資料集

初診時（妊娠初期）問診票（モデル案）

あなたの妊娠・出産・子育てを妊娠中から応援します．秘密は堅く守りますので，以下についてもご記入をお願いします．
医療施設・市町村・保健所等が連携して支援させていただきます．

記入日　令和　　年　　月　　日　　カルテNo.　　妊婦健診補助券番号

1	フリガナ		生年月日	年齢	職業
	妊婦氏名		S H		
	婚姻状況	①既婚（ 初婚 ・再婚 ） ②未婚（入籍予定 あり ・ なし ）			
	健康保険の種別	①社会保険 ②国民健康保険 ③いずれでもない（ ）			
2	住民票のある住所	（〒 ）			
3	現住所 （上記と異なる場合）	（〒 ） この住所に何年お住まいです ）年			
4	連絡先	自宅電話番号	携帯電話番号	メールアドレス	
	緊急連絡先	連絡先氏名	電話番号	携帯電話番号	メールアドレス
5	フリガナ		生年月日	年齢	職業
	夫氏名 （パートナー）				
6	家族構成	本人を含めた総家族数（ ）人 （妊婦さんからみた続柄で同居者に○をつけてください。） 夫・パートナー・子ども（ ）人・父親・母親・祖父・祖母・夫（パートナー）の父、夫の母・夫の祖父・夫の祖母・ その他（ ）			
7	帰省先	①妊婦さんの方 ②夫（パートナー）の方 ③帰省しない			
	住　所	（〒 ）	連絡先氏名		
			電話番号		
8	今回の妊娠について	現在の妊娠週数のことなど	妊娠＿＿週 単胎 ・ 多胎（ ）胎		
		分娩予定日	令和 年 月 日		
		今回の妊娠は不妊治療ですか	は い いいえ		
		妊娠: 今回が初めて・（ ）回目 流産：なし・（ ）回、中絶：なし・（ ）回、早産：なし・（ ）回、死産：なし・（ ）回			
		分娩: 今回が初めて・（ ）回目 順調ですか：はい いいえ（理由： ）			
		妊婦健診の医療機関名	未定		
		分娩予定の医療機関名	未定		
9	アレルギーについて	ない ある			
10	1)妊娠期間中に転出する予定がありますか。	予定はない 少しある わからない 予定がある（ 月 日）			
	2)妊娠中そして産後に協力してくれる人はいますか。（複数回答可）	いる場合：夫・パートナー 自分の両親や姉妹 夫・パートナーの両親や姉妹 その他（ ） わからない いない			
	3)夫（パートナー）に何でも打ち明けることができますか。	はい 少しは内緒がある わからない 打ち明けない いない			
	4)困った時に相談する人はいますか。	いる場合：夫・パートナー 自分の両親や姉妹 夫・パートナーの両親や姉妹 その他（ ） わからない いない			
	5)生活が苦しかったり、経済的な不安がありますか。	不安はない 少しある わからない 考えたことが無い 多いにある			
	6) 妊娠がわかった時の気持ちは？	とても嬉しかった 予想外だったが嬉しかった わからない 困った たいへん困った			
	7)今までにカウンセラーや心療内科・精神科等に相談したことがありますか。	はい（施設名： ） わからない ない			
	8)常用している薬がありますか。	ない 睡眠薬 安定剤 わからない薬 その他（ ）			
	9)今までの病気について	ない ある（ ）			
	10)今治療中の病気ありますか	ない ある（ ）			
	11)本人のたばこ	吸わない やめた 吸う（ ）本/日			
	12)夫（パートナー）のたばこ	吸わない やめた 吸う（ ）本/日			
	13)その他の同居者のたばこ	吸わない やめた 吸う（ ）本/日			
	14)本人のアルコール	飲まない やめた 飲む：時々・一週間に（ ）回・毎日			
	15)夫（パートナー）のアルコール	飲まない やめた 飲む：時々・一週間に（ ）回・毎日			
	16)現在、「困っていること」、「悩んでいること」「不安なこと」などありますか。それは何ですか。	ある場合：妊娠・出産について 経済的なこと 自分の身体のこと 夫婦（パートナー）関係 家族関係のこと 育児の仕方 その他（ ） ない			
	17)この一年間に、2週間以上続く「眠れない」「イライラする」「涙ぐみやすい」「何もやる気がしない」などの症状がありますか。	ない どちらかといえばない どちらかといえばある ある			
11	行政等への情報提供について	承諾する 承諾しない			

育児支援チェックリスト

母氏名＿＿＿＿＿＿＿＿＿＿＿＿　実施日　　年　　月　　日（産後　　日目）

あなたへ適切な援助を行うために、あなたのお気持ちや育児の状況について以下の質問にお答え下さい。
あなたにあてはまるお答えのほうに、○をして下さい。

1．今回の妊娠中に、おなかの中の赤ちゃんやあなたの体について、
　またはお産の時に医師から何か問題があると言われていますか？

　　はい　　　　いいえ

2．これまでに流産や死産、出産後１年間に
　お子さんを亡くされたことがありますか？

　　はい　　　　いいえ

3．今までに心理的な、あるいは精神的な問題で、
　カウンセラーや精神科医師、または心療内科医師
　などに相談したことがありますか？

　　はい　　　　いいえ

4．困ったときに相談する人についてお尋ねします。
　①夫には何でも打ち明けることができますか？

　　はい　　いいえ　　夫がいない

　②お母さんには何でも打ち明けることができますか？

　　はい　　いいえ　　実母がいない

　③夫やお母さんの他にも相談できる人がいますか？

　　はい　　　　いいえ

5．生活が苦しかったり、経済的な不安がありますか？

　　はい　　　　いいえ

6．子育てをしていく上で、今のお住まいや環境に満足していますか？

　　はい　　　　いいえ

7．今回の妊娠中に、家族や親しい方が亡くなったり、あなたや家族や
　親しい方が重い病気になったり、事故にあったことがありましたか？

　　はい　　　　いいえ

8．赤ちゃんが、なぜむずかったり、泣いたり
　しているのかわからないことがありますか？

　　はい　　いいえ

9．赤ちゃんを叩きたくなることがありますか？

　　はい　　いいえ

（九州大学病院児童精神医学教室ー福岡市保健所使用版）

育児支援チェックリスト（質問8，9を除いたもの: 妊娠中使用版）

母氏名＿＿＿＿＿＿＿＿＿＿＿＿＿＿＿＿＿ 実施日　　年　　月　　日（産後　　日目）

あなたへ適切な援助を行うために、あなたのお気持ちや育児の状況について以下の質問にお答え下さい。
あなたにあてはまるお答えのほうに、○をして下さい。

1．今回の妊娠中に、おなかの中の赤ちゃんやあなたの体について、
またはお産の時に医師から何か問題があると言われていますか？

はい　　　　いいえ

2．これまでに流産や死産、出産後1年間に
お子さんを亡くされたことがありますか？

はい　　　　いいえ

3．今までに心理的な、あるいは精神的な問題で、
カウンセラーや精神科医師、または心療内科医師
などに相談したことがありますか？

はい　　　　いいえ

4．困ったときに相談する人についてお尋ねします。
①夫には何でも打ち明けることができますか？

はい　　いいえ　　夫がいない

②お母さんには何でも打ち明けることができますか？

はい　　いいえ　　実母がいない

③夫やお母さんの他にも相談できる人がいますか？

はい　　　　いいえ

5．生活が苦しかったり、経済的な不安がありますか？

はい　　　　いいえ

6．子育てをしていく上で、今のお住まいや環境に満足していますか？

はい　　　　いいえ

7．今回の妊娠中に、家族や親しい方が亡くなったり、あなたや家族や
親しい方が重い病気になったり、事故にあったことがありましたか？

はい　　　　いいえ

（九州大学病院児童精神医学教室一福岡市保健所使用版）

エジンバラ産後うつ病質問票（EPDS）

母氏名＿＿＿＿＿＿＿＿＿＿＿＿＿＿＿＿＿＿＿＿　　実施日　　年　　月　　日（産後　　日目）

ご出産おめでとうございます。ご出産から今までのあいだにどのようにお感じになったかをお知らせください。今日だけでなく、**過去７日間**にあなたが感じたことに最も近い答えに○をつけてください。必ず10項目全部に答えてください。

例）幸せだと感じた。
（　）　はい、常にそうだった
（○）　はい、たいていそうだった
（　）　いいえ、あまり度々ではなかった
（　）　いいえ、まったくそうではなかった

“はい、たいていそうだった”と答えた場合は過去７日間のことをいいます。このような方法で質問にお答えください。

1）笑うことができたし、物事のおかしい面もわかった。
（　）　いつもと同様にできた。
（　）　あまりできなかった。
（　）　明らかにできなかった。
（　）　まったくできなかった。

2）物事を楽しみにして待った。
（　）　いつもと同様にできた。
（　）　あまりできなかった。
（　）　明らかにできなかった。
（　）　ほとんどできなかった。

3）物事が悪くいった時、自分を不必要に責めた。
（　）　はい、たいていそうだった。
（　）　はい、時々そうだった。
（　）　いいえ、あまり度々ではない。
（　）　いいえ、そうではなかった。

4）はっきりした理由もないのに不安になったり、心配した。
（　）　いいえ、そうではなかった。
（　）　ほとんどそうではなかった。
（　）　はい、時々あった。
（　）　はい、しょっちゅうあった。

5）はっきりした理由もないのに恐怖に襲われた。
（　）　はい、しょっちゅうあった。
（　）　はい、時々あった。
（　）　いいえ、めったになかった。
（　）　いいえ、まったくなかった。

6）することがたくさんあって大変だった。
（　）　はい、たいてい対処できなかった。
（　）　はい、いつものようにはうまく対処しなかった。
（　）　いいえ、たいていうまく対処した。
（　）　いいえ、普段通りに対処した。

7）不幸せなので、眠りにくかった。
（　）　はい、ほとんどいつもそうだった。
（　）　はい、ときどきそうだった。
（　）　いいえ、あまり度々ではなかった。
（　）　いいえ、まったくなかった。

8）悲しくなったり、惨めになった。
（　）　はい、たいていそうだった。
（　）　はい、かなりしばしばそうだった。
（　）　いいえ、あまり度々ではなかった。
（　）　いいえ、まったくそうではなかった。

9）不幸せなので、泣けてきた。
（　）　はい、たいていそうだった。
（　）　はい、かなりしばしばそうだった。
（　）　ほんの時々あった。
（　）　いいえ、まったくそうではなかった。

10）自分自身を傷つけるという考えが浮かんできた。
（　）　はい、かなりしばしばそうだった。
（　）　時々そうだった。
（　）　めったになかった。
（　）　まったくなかった。

（Coxら（1987），岡野ら（1996））

赤ちゃんへの気持ち質問票

母氏名＿＿＿＿＿＿＿＿＿＿＿＿＿＿　　実施日　　年　　月　　日（産後　　日目）

あなたの赤ちゃんについてどのように感じていますか？
下にあげているそれぞれについて、いまのあなたの気持ちにいちばん**近い**と感じられる表現に○をつけて下さい。

	ほとんどいつも強くそう感じる	たまに強くそう感じる	たまに少しそう感じる	全然そう感じない
1）赤ちゃんをいとおしいと感じる。	（　　）	（　　）	（　　）	（　　）
2）赤ちゃんのためにしないといけないことがあるのに、おろおろしてどうしていいかわからない時がある。	（　　）	（　　）	（　　）	（　　）
3）赤ちゃんのことが腹立たしくいやになる。	（　　）	（　　）	（　　）	（　　）
4）赤ちゃんに対して何も特別な気持ちがわかない。	（　　）	（　　）	（　　）	（　　）
5）赤ちゃんに対して怒りがこみあげる。	（　　）	（　　）	（　　）	（　　）
6）赤ちゃんの世話を楽しみながらしている。	（　　）	（　　）	（　　）	（　　）
7）こんな子でなかったらなあと思う。	（　　）	（　　）	（　　）	（　　）
8）赤ちゃんを守ってあげたいと感じる。	（　　）	（　　）	（　　）	（　　）
9）この子がいなかったらなあと思う。	（　　）	（　　）	（　　）	（　　）
10）赤ちゃんをとても身近に感じる。	（　　）	（　　）	（　　）	（　　）

（吉田らによる日本語版 Yoshida et al.（2012），鈴宮ら（2003））

母子保健支援連絡票（妊婦・産婦・新生児）〔医療機関⇒行政〕

（医療機関・助産所→行政機関）
令和　　年　　月　　日

（　行政機関　）　殿

施設名：
院長名：
担当者名：
電話：

下記のとおり情報提供をいたします。

母子保健支援連絡票（妊婦・産婦・新生児）

ふりがな 妊産婦の名前 生年月日・職業 婚姻状況	 年　月　日生（　　）歳　　職業：　　　（産休中） 既婚・未婚・入籍予定（　　年　月頃）	
夫・パートナーの氏名 生年月日・職業	 年　月　日生（　　）歳　　職業：	
傷病名	（疑いを含む）　　　その他の傷病名	
症状 既往症 治療状況等		
住所	電話番号　　　（自宅・実家・その他）	
連絡先住所 （上記と異なる場合）	（　　　　様方） 電話番号　　　（自宅・実家・その他）	
妊産婦の状況	出産（予定）日：令和　年　月　日　妊娠期間（　　）週（　　）日 妊娠中の異常　：無・有（　　　） 出産時の異常　：無・有（　　　） 産後の母体異常：無・有（　　　） その他気になる状況等	
児の氏名（ふりがな）	（　　　）　妊娠期間　　週	
児の状況	第　子　単胎・多胎　男・女　出産場所（当院・他院：　　） 出生時体重：（　　）g　身長（　　）cm　頭囲（　　）cm 出生時異常：無・有（　　） アプガースコア　1分（　）点　5分（　）点 新生児期異常：無・有（　　） その他気になる状況等	
連絡理由 ※該当するもの全てに ○印をつけて下さい。	Ⅰ　保護者の保育上の問題 1　育児への不安　EPDS　　点（　年　月　日時点） 2　母親の合併症　ボンディング　点（　年　月　日時点） 3　母親の育児能力　　4　若年（19歳以下） 5　シングルマザー　　6　高齢初産 7　精神疾患がある　　8　知的障がいがある 9　アルコール又は薬物依存が現在又は過去にある 10　虐待歴・被虐待歴がある 11　妊娠・中絶を繰り返している　　12　望まない妊娠 13　初回健診が妊娠中期以降又は、定期的に健診を受けていない 14　その他（　　） Ⅱ　児の問題 1　低出生体重児　　2　発育・発達の問題 3　合併症　　4　多胎 5　その他（　　） Ⅲ　生活環境上の問題 1　家庭内の問題（DV、必要な生活環境、周囲からの支援が得られにくいなど） 2　経済的問題 3　その他（　　）	家族構成 □　○ 育児への支援者 無・有（　　） **支援を必要とする連絡事項** ★記載必須★
今後の対応	1　当院にてフォロー〔電話訪問・2週間後健診（　月　日）・1ヵ月後健診（　月　日）・その他〕 2　行政機関等に連絡（市町村、保健福祉（環境）事務所） ※　情報提供について承諾の有無（　承諾あり　　承諾なし　）	

※この連絡票は診療情報提供料として診療報酬上の評価が行われるために必要な項目を含んでいます。

アセスメントシート①支援を要する妊婦のスクリーニング（厚生労働省資料）

出産後の養育について出産前から支援が必要と認められる妊婦（特定妊婦）の様子や状況例

〇このシートは、特定妊婦かどうか判定するものではなく、あくまでも目安の一つとしてご利用ください。
〇様子や状況が複数該当し、その状況が継続する場合には「特定妊婦」に該当する可能性があります。
〇支援の必要性や心配なことがある場合には、妊婦の居住地である市町村に連絡をしてください。

		☑欄	様子や状況例
妊娠・出産	妊婦等の年齢		18歳未満
			18歳以上～20歳未満かつ夫（パートナー）が20歳未満
			夫（パートナー）が20歳未満
	婚姻状況		ひとり親
			未婚（パートナーがいない）
			ステップファミリー（連れ子がある再婚）
	母子健康手帳の交付		未交付
	妊婦健診の受診状況		初回健診が妊娠中期以降
			定期的に妊婦健診を受けていない（里帰り、転院等の理由を除く）
	妊娠状況		産みたくない。
			産みたいが、育てる自信がない。
			妊娠を継続することへの悩みがある。
			妊娠・中絶を繰り返している。
	胎児の状況		疾病
			障害（疑いを含む）
			多胎
	出産への準備状況		妊娠の自覚がない・知識がない。
			出産の準備をしていない。（妊娠36週以降）
			出産後の育児への不安が強い。
妊婦の行動・態度等	心身の状態（健康状態）		精神科への受診歴、相談歴がある。（精神障害者保健福祉手帳の有無は問わない）
			自殺企図、自傷行為の既往がある。
			アルコール依存（過去も含む）がある。
			薬物の使用歴がある。
			飲酒・喫煙をやめることができない。
			身体障害がある。（身体障害者手帳の有無は問わない）
	セルフケア		妊婦本人に何らかの疾患があっても、適切な治療を受けない。
			妊婦の衣類等が不衛生な状態
	虐待歴等		被虐待歴・虐待歴がある。
			過去に心中の未遂がある。
	気になる行動		同じ質問を何度も繰り返す、理解力の不足がある。（療育手帳の有無は問わない）
			突発的な出来事に適切な対処ができない。（パニックをおこす）
			周囲とのコミュニケーションに課題がある。
家族・家庭の状況	夫（パートナー）との関係		DVを受けている。
			夫（パートナー）の協力が得られない。
			夫婦の不和、対立がある。
	出産予定児のきょうだいの状況		きょうだいに対する虐待行為がある。（過去または現在、おそれも含む）
			過去にきょうだいの不審死があった。
			きょうだいに重度の疾病・障害等がある。
	社会・経済的背景		住所が不確定（住民票がない）、転居を繰り返している。
			経済的困窮、妊娠・出産・育児に関する経済的不安
			夫婦ともに不安定就労・無職など
			健康保険の未加入（無保険な状態）
			医療費の未払い
			生活保護を受給中
			助産制度の利用（予定も含む）
	家族の介護等		妊婦または夫（パートナー）の親など親族の介護等を行っている。
	サポート等の状況		妊婦自身の家族に頼ることができない。（死別、遠方などの場合を除く）
			周囲からの支援に対して拒否的
			近隣や地域から孤立している家庭（言葉や習慣の違いなど）
【その他　気になること、心配なこと】			

出典：「要支援児童等（特定妊婦を含む）の情報提供に係る保健・医療・福祉・教育等の連携の一層の推進について」（平成28年12月16日付け雇児総発1216第２号・雇児母発1216第２号）から別表１を抜粋

アセスメントシート②支援を要する妊婦のスクリーニング（大阪府様式）

＊このシートは、妊娠期から出産後の育児について養育負担がかかりやすく、より支援が必要であることを判断するための指標です

妊婦氏名（　　　　　　　　　　）　記入日（　　　　　　）　記入者（　　　　　　）

＊各要因について、『妊婦』、『パートナー』のそれぞれ該当する欄にレ点でチェックする。

要因	妊娠歴 リスク項目	妊婦 あり	妊婦 不明	妊婦 なし	パートナー あり	パートナー 不明	パートナー なし
生活歴（A）	①保護者自身に被虐待歴がある						
	②保護者自身にDV歴（加害・被害含む）がある						
	③胎児のきょうだいに不審死がある						
	④胎児のきょうだいへの虐待歴がある						
	⑤過去に心中未遂がある（自殺未遂がある）						
妊娠に関する要因（B）	**①16歳未満の妊娠**						
	②若年（20歳未満）妊娠（過去の若年妊娠を含む）…①除く						
	③20週以降の届出						
	④妊婦健診未受診、中断がある						
	⑤望まない妊娠						
	⑥胎児に対して無関心・拒否的な言動						
	⑦今までに妊娠・中絶を繰り返す						
	⑧飛び込み出産歴がある						
	⑨40歳以上の妊娠						
	⑩多胎や胎児に疾患や障がいがある						
	⑪妊娠中の不規則な生活・不摂生等						
心身の健康等要因（C）	①精神疾患等（過去出産時の産後うつ、依存症を含む）						
	②パーソナリティ障がい（疑いを含む）						
	③知的障がい（疑いを含む）						
	④訴えが多く、不安が高い						
	⑤身体障がい・慢性疾患がある						
社会的・経済的要因（D）	①下記以外の経済的困窮や社会的問題がある						
	②生活保護受給						
	③不安定就労・失業中						
家庭的・環境的要因（E）	**①住所不定・居住地がない**						
	②ひとり親・未婚・ステップファミリー						
	③家の中が不衛生						
	④出産・育児に集中できない家庭環境						
その他（F）	①上記に該当しない気になる言動や背景、環境がある （　　　　　　　　）						

支援者等の状況

支援者 □	**・死別、高齢、遠方等の理由により、妊婦の父母・きょうだい等の親族に頼ることができない** **・夫婦不和、親族と対立している** **・パートナーまたは妊婦の実母等親族一人のみが支援者** **・地域や社会の支援を受けていない**
関係機関等 □	**・保健センター等の関係機関の関わりを拒否する** **・情報提供の同意が得られない**

＊妊婦とパートナーの「あり」と「不明」の該当項目により、要保護児童対策地域協議会調整機関に報告する

❶濃い網掛け項　に1つでも該当する妊婦

❷薄い網掛け項　に要因AかBの1つを含み、かつ全体で合計2つ以上該当する妊婦

❸薄い網掛け項　に要因C、D、E及びFの中で2つ以上該当し、かつ「支援者等の状況」に1つでも該当する妊婦

❹アセスメントに必要な情報が十分に把握できなかった妊婦

アセスメントシート③院内連携のためのアセスメントシート（昭和大学様式）

アセスメントシート

氏名＿＿＿＿＿＿＿＿＿＿＿＿＿＿様

No.＿＿＿＿＿＿

《妊産褥婦要フォロー者スクリーニングアセスメントシート》

外来　□に一つでもチェックがつけば母性CNSへ依頼

初期　□要因なし　　日付　／　サイン

□年齢（19歳以下または41歳以上）
□未入籍
□経済的困難
□卵子提供妊娠
□妊娠葛藤（望まない妊娠に関連して生じる葛藤）がある
□育児に支障をきたす身体的既往（てんかん、麻痺、難聴など）
□夫以外のサポートなし
□妊婦健診が12週以降で初めての受診である
□夫またはパートナーが未成年
□精神疾患の治療中または既往あり
□虐待またはDVを受けた経験がある
□外国人
□多胎
□宗教などで制限がある
□夫や家族に健康上の問題あり
□その他（　　　　　　　　　　）

34週　□要因なし　　日付　／　サイン

□初期でチェック要因あるが未解決
□その他（　　　　　　　　　　）
□妊婦健診を継続して受診できていない

フォロー状況

○母性CNSへ連絡・依頼状PC入力　日付　／　サイン
○CNS記載欄

○総合相談センターへ連絡・依頼状PC入力　日付　／　サイン

○リエゾンCNSへ連絡・依頼状PC入力
日付　／　サイン
○CNS記載欄

病棟　□に1つでもチェックがつけばアセスメントの実施。アセスメントの結果、必要時母性CNSへ連絡

分娩入院時　□要因なし　　日付　／　サイン

□外来でチェック要因あるが未解決
□飛び込み出産
□その他（　　　　　　　　　　）

全員確認（要因なしでも）
○産後のサポート状況

アセスメント　　サイン（　　　　）

フォロー状況

○母性CNSへ連絡・依頼状PC入力　日付　／　サイン

○総合相談センターへ連絡・依頼状PC入力
日付　／　サイン
○（小児・リエゾン）CNSへ連絡・依頼状PC入力
日付　／　サイン

退院時継続する問題（退院前日にチェック）

フローチャート
退院時チェック要因あり　・サポートレス
育児不安や困難感あり　・育児行動に問題あり

退院後のフォロー

小児科育児支援外来　・赤ちゃんクラス　・１ヶ月健診

退院時
○小児科１ヶ月健診木曜日午後予約依頼
○退院時サマリー送付先
（産科外来・小児科外来・NICU・地域）

妊娠中の精神障害のリスク評価の方法（産婦人科診療ガイドライン産科編 2020 より）

（表 1）NICE（英国国立医療技術評価機構）のガイドラインで推奨されるうつ病に関する Whooley の 2 項目質問票（文献 1，2 より引用，一部改変）

1. 過去 1 か月の間に，気分が落ち込んだり，元気がなくなる，あるいは絶望的になって，しばしば悩まされたことがありますか？
2. 過去 1 か月の間に，物事をすることに興味あるいは楽しみをほとんどなくして，しばしば悩まされたことがありますか？

（表 2）NICE（英国国立医療技術評価機構）のガイドラインで推奨される全般性不安障害を評価するための質問例（GAD-2）（文献 1〜4 より引用，一部改変）

1. 過去 1 か月の間に，ほとんど毎日緊張感，不安感または神経過敏を感じることがありましたか？
2. 過去 1 か月の間に，ほとんど毎日心配することを止められない，または心配をコントロールできないようなことがありましたか？

いずれの質問に対して 1 つでも「はい」という回答があった場合は，さらなる評価や介入の必要性について検討する必要がある．

1）Howard LM, et al. Guideline Development Group. Antenatal and postnatal mental health: summary of update NICE guidance. BMJ. 2014; 349: g7394 PMID: 25523903
2）竹田省: 妊産婦メンタルヘルスに関する合同会議 2015 報告書．日産婦誌．2016; 68: 129-139.
3）Bosanquet K, et al. Diagnostic accuracy of the Whooley depression tool in older adults in UK primary care. J Affect Disord. 2015; 182: 39-43. PMID: 25969415
4）村松久美子: Patient Health Questionnaire（PHQ-9, PHQ-15）日本語版および Generalized Anxiety Disorder-7 日本語版-up to date．新潟青陵大学大学院臨床心理学研究．2014; 7: 35-39.

索　引

【あ】

【か】

【さ】

【た】

執筆者一覧

監修：	吉田　敬子	医療法人風のすずらん会メンタルクリニックあいりす/ 九州大学大学院医学研究院精神病態医学	
	相良　洋子	さがらレディスクリニック	
編集：	日本産婦人科医会母子保健部会		
執筆者：	相川　祐里	済生会横浜市東部病院こころのケアセンター	(公認心理師/助産師)
	安積　紗希	東京医科歯科大学医学部附属病院精神科	(MSW/PSW)
	岩永　成晃	別府市医師会地域保健センター	(産婦人科医)
	岩山真理子	九州大学病院総合周産期母子医療センター	(公認心理師/臨床心理士)
	岡本　陽子	大阪母子医療センター	(産婦人科医)
	金川　武司	大阪母子医療センター	(産婦人科医)
	金子　慈史	東京医科歯科大学医学部附属病院精神科	(MSW/PSW)
	神谷　　仁	かみや母と子のクリニック	(産婦人科医)
	川口　晴菜	大阪母子医療センター	(産婦人科医)
	菊地　紗耶	東北大学病院精神科	(精神科医)
	窪谷　　潔	くぼのやウィメンズホスピタル	(産婦人科医)
	香月　大輔	九州大学病院子どものこころの診療部	(精神科医)
	相良　洋子	さがらレディスクリニック	(産婦人科医)
	佐藤　昌司	大分県立病院総合周産期母子医療センター	(産婦人科医)
	白土なほ子	昭和大学病院産婦人科	(産婦人科医)
	鈴木　俊治	日本医科大学女性診療科・産科	(産婦人科医)
	鈴宮　寛子	医療法人輝栄会福岡輝栄会病院	(小児科医)
	清野　仁美	兵庫医科大学精神科神経科学講座	(精神科医)
	関沢　明彦	昭和大学病院産婦人科	(産婦人科医)
	高田加奈子	九州大学病院子どものこころの診療部	(公認心理師/臨床心理士)
	竹内　　崇	東京医科歯科大学医学部附属病院精神科	(精神科医)
	立花　良之	国立成育医療研究センターこころの診療部乳幼児メンタルヘルス診療科/ 信州大学医学部周産期のこころの医学講座	(精神科医)
	中板　育美	武蔵野大学看護学部看護学科	(保健師)

中塚　幹也	岡山大学大学院保健学研究科	（産婦人科医）
錦井　友美	国立病院機構長崎病院	（小児科医）
早田英二郎	東邦大学医療センター大森病院産婦人科	（産婦人科医）
星　　真一	荒木記念東京リバーサイド病院	（産婦人科医）
光田　信明	大阪母子医療センター	（産婦人科医）
安田　貴昭	埼玉医科大学総合医療センターメンタルクリニック	（精神科医）
山下　　洋	九州大学病院子どものこころの診療部	（精神科医）
山根　謙一	九州大学病院子どものこころの診療部	（精神科医）
吉田　敬子	医療法人風のすずらん会メンタルクリニックあいりす/ 九州大学大学院医学研究院精神病態医学	（精神科医）
和田　聡子	大阪母子医療センター	（看護師）

（五十音順）

公益社団法人日本産婦人科医会
令和２年度　母子保健委員会

会　　長	木下　勝之
副 会 長	前田津紀夫
委 員 長	佐藤　昌司
副委員長	中塚　幹也
委　　員	小川真里子
〃	荻田　和秀
〃	笠井　靖代
〃	甲村　弘子
〃	白土なほ子
〃	中島　正雄
〃	西郡　秀和
〃	吉田耕太郎
常務理事	相良　洋子
〃	関沢　明彦
〃	鈴木　俊治
理　　事	赤﨑　正佳
〃	窪谷　　潔
〃	豊田　紳敬
〃	野村　哲哉
副幹事長	松田　秀雄
幹　　事	星　　真一
〃	新垣　達也
〃	小島　淳哉
〃	早田英二郎

妊産婦《にんさんぷ》メンタルヘルスケアマニュアル
——産後《さんご》ケアへの切《き》れ目《め》のない支援《しえん》に向《む》けて　©

発　　行　2021年12月1日　1版1刷

編 集 者　公益社団法人《こうえきしゃだんほうじん》 日本産婦人科医会《にほんさんふじんかいかい》

発 行 者　株式会社　中外医学社
代表取締役　青木　滋
〒162-0805　東京都新宿区矢来町62
電　話　03-3268-2701(代)
振替口座　00190-1-98814番

印刷・製本/三報社印刷（株）　〈HI・YS〉
ISBN 978-4-498-16022-4　Printed in Japan